JN093955

看護の現場ですぐに役立つ

がん薬物療法ケア

患者さんを安心させる薬物看護の基本！

中別府 多美得著

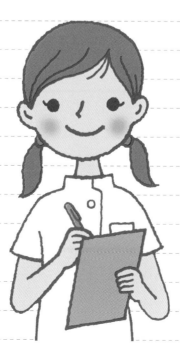

秀和システム

はじめに

　近年、従来の細胞傷害性抗がん剤に加え、分子標的薬や免疫作用薬が増えたことで、その投与管理や副作用管理はより複雑化したものとなっています。そして、これらの新規薬剤の開発や支持療法の向上により、がん患者の生存期間は延長され、通常の生活を送りながら抗がん剤治療を受ける患者が増えています。このような背景の中で、がん薬物療法看護の役割の重要性がより増してきていることを感じます。外来では、2002年に外来化学療法加算が新設され、その後の診療報酬の引き上げにより、がん薬物療法に特化した外来治療室を設置する病院が多くなりました。しかし、入院病棟では、様々な病期にある患者が混在していたり、複数の診療科の混合病棟であったり、といまだ煩雑な業務の中で複雑ながん薬物療法看護を実践しなければならない現状があります。

　私は看護師1年目のとき、消化器系の外科病棟に配属になりました。その頃の私は、他の薬剤と抗がん剤の特性の違いも十分に理解できないまま、ただ漠然と「怖い薬」に不安を感じながら患者に投与し、副作用管理や患者指導に対しても苦手意識しかありませんでした。実際の現場では、新人ナース以外からも、がん薬物療法に対して「怖い」「苦手」「不安」という発言がよく聞かれます。

　そういったことから私は、抗がん剤とはどういうものか、その取り扱いにはどういう注意が必要なのか、副作用はどこを観察すればよいのか、患者自身はどのようなことに気をつけて生活すればよいのか……といったことがわかれば、看護師が安心して、適切で安全な看護を患者に提供できるのではないかと考えました。

　本書は、がん薬物療法看護における必須の基礎知識と、効率よく必要な情報を収集してアセスメントする技能を身につけるための、簡潔で実用性の高いポイント解説書となっています。なぜ観察する必要があるのか、どんなことが起こりやすいのか、こんなときはどうすればよいのか、ということがすぐにわかるようにまとめました。難しい説明はなるべく省き、看護師ならば誰が読んでもすぐにわかるよう配慮してあります。本書を使うことで、がん薬物療法に携わる多くの看護師が、安全・安心・安楽な抗がん剤投与を実践することができれば幸いです。

2020年4月

中別府 多美得

看護の現場ですぐに役立つ
がん薬物療法ケア

contents

Chapter 1 がん薬物療法の基礎

Chapter 2 がん薬物療法の投与管理

Chapter 3　抗がん剤の副作用管理

4 分子標的薬の特徴

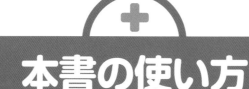

本書の使い方

　本書はChapter1から4までで構成されています。

　治療前から自宅でのセルフケアに至るまで、がん薬物療法における看護の一連の流れがイメージできるように、関連する事柄をまとめています。副作用管理に関しては、従来のいわゆる細胞傷害性抗がん剤（以下抗がん剤）と分子標的治療薬を分けています。また、最新のトピックスなどもコラムに取り入れています。なお、第3期がん対策推進基本計画（2018年3月9日閣議決定）より「化学療法」という従来の用語が「薬物療法」に変更されていることから、本書では「薬物療法」で統一しています。

　特に、知っておいてほしい項目として、Chapter1にがん統計やがん薬物療法の原則、専門用語の定義などの基礎知識を収録しました。これらをよく読み、「がん」や「がん治療」ついて理解を深めることで、患者さんが受けている治療の意味が、より明確にわかるようになると思います。この知識を患者さんの意思決定支援にも、ぜひ役立ててください。

　基本から学びたい人は最初から、ある項目についてだけ知りたい人は途中から、というように読む人に合わせてどこから読んでも知りたい情報が得られます。それぞれの項目でポイントを絞って解説してありますので、好きなところから読んでもらってかまいません。

　がん薬物療法における基礎知識、薬剤投与前・中・後の一連の流れ、副作用の種類とケア方法、さらに分子標的治療まで、本書1冊でがん薬物療法ケア（看護）に必要なことはすべて出てきますので安心してください。

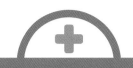

本書の特長

　がん薬物療法ケア（看護）は、がん関連の病棟や外来で働く看護師にとって、マスターしなければならない分野です。しかしながら、薬剤の種類や副作用の多様性によって、その投与管理や副作用管理はより複雑化したものとなっています。

　それぞれのがん腫の病理学的特徴や抗がん剤の薬理学的特徴に応じた細かい観察ポイントなどは専門の書籍にお任せするとして、本書では、がん薬物療法という大きな枠の中で、主に看護師が中心的役割を担う部分に焦点を絞り、基本的な知識・技術とその根拠をわかりやすくまとめました。本書1冊で、主ながん薬物療法に対応できるようになります。

役立つ ポイント1　治療前から治療後、自宅療養までの流れが イメージできる

　がん薬物療法を受ける患者さんに対して、治療前のアセスメントから、治療中の投与管理、治療後の副作用管理、自宅でのセルフケアに至るまで、看護の一連の流れがイメージできるようになります。

　なお、血液がんの薬物療法については、疾患や薬剤の特異性が高いため本書では詳しくは取り扱っていません。本書は、主に固形がんの薬物療法に絞って記載してありますが、薬剤の投与管理において必要なことはすべて本書に出てきますので安心してください。

役立つ ポイント2　ベテランナースのアドバイス

　補足説明や、かゆいところに手が届くちょっとしたアドバイスを随所に入れてありますので、併せて読んでいただくことでより理解が深まるようになっています。また、コラムでは、最新のトピックスなど、ケアをするうえでの看護の考え方を導けるようにしてあります。少し難しいことが書いてありますが、理解できると、よりがん薬物療法看護に対する興味が湧くことでしょう。

根拠がわかる

単に「これはこうなっています」「こうしてください」というだけではなく、「なんでこうなるの?」「どうしてこれが必要なの?」ということの理由や根拠も説明してあります。だから、がん薬物療法のケアでどこを見ればよいのか、どんなケアをすればよいのかがよくわかり、理解も深まります。

やさしい言葉での説明

看護師向けの書籍では、専門職を対象にしているということもあり、専門用語が多用される傾向にあります。しかし、看護師といえども専門用語を使われたら、わからないものはたくさんあります。一般の方に説明するようなやさしい言葉であればすぐに理解できるのに、わざわざ専門用語で書いてあるため理解ができず、その専門用語を調べるためにさらに専門書籍を引っ張り出して調べる……という非常に面倒なことになりがちです。

そこで、本書ではそうした煩わしさを排除できるよう、できるだけやさしい言葉を選択し、専門用語も理解しやすいよう配慮してあります。

例えば、「タキサン系抗がん剤では、蓄積毒性として四肢遠位端を優位としたグローブ・ソックス型で左右対称の末梢神経障害が出現します」という文章を読んでも、実際の症状がいまひとつピンと来ませんよね。一概に末梢神経障害といっても、それぞれの薬剤によって出現時期や部位、自覚症状が異なります。

「タキサン系抗がん剤であるパクリタキセルやドセタキセルでは、総投与量に応じて、四肢の末端から左右対称に神経障害が出現します。特に、パクリタキセルでは約70%の高い割合で出現します。具体的な症状は、指先から手首、足先から足首までのしびれ感、疼痛、灼熱感、感覚消失、麻痺で、その出現部位の特徴からグローブ・ソックス型といわれています。実際に患者さんは、疼痛では〈石や砂の上を裸足で歩いている感じ〉、灼熱感では〈夏の熱いコンクリートを裸足で歩いている感じ〉、感覚消失では〈薄いビニール手袋や厚い靴下を身につけている感じ〉などと表現します」と書いてあれば、具体的にイメージがしやすく、患者さんへの説明にもそのまま使うことができます。

本書では、このように専門用語をできるだけ噛み砕いた表現にすることで、新人ナースでもわかるようになっています。

看護師になりたての方だけでなく、ベテラン看護師の方でも知識の再確認や後輩指導、患者指導などに幅広く役立てていただければ幸いです。

この本の登場人物

本書の内容をより深く理解していただくために
医師、ベテランナース、先輩ナースがアドバイスやポイントの説明をしています。
また、新人ナースや患者のみなさんも登場します。

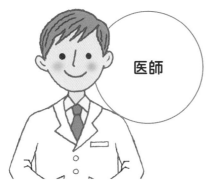

病院の勤務歴8年。的確な判断と処置には定評
があります。

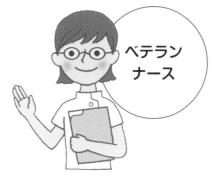

看護師歴10年。やさしさの中にも厳しい指導を信
念としています。

看護師歴5年。身近な先輩であり、新人ナースの指
導役でもあります。

看護師歴1年。医師や先輩たちのアドバイスを受け
て早く一人前のナースになることを目指しています。

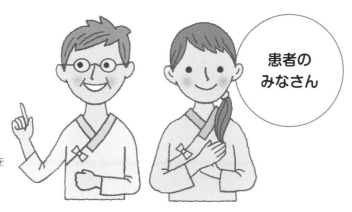

患者さんからの気持ちを
語ってもらいます。

MEMO

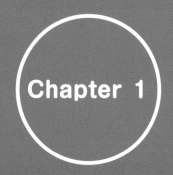

Chapter 1

がん薬物療法の基礎

・・・

がん薬物療法に関連する用語を理解することで
知識を深めましょう。

がんの統計

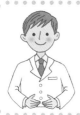

日本人の死因の第1位は悪性新生物（がん、悪性腫瘍）であり、一生のうちに「2人に1人はがんにかかる」といわれています。実際に、どんながんにかかる人が多いのか、どんながんで死亡する人が多いのかを知ることで、日本人のがんの特徴がわかります。

 ## がん罹患数

国立がん研究センターがん情報サービスのがん統計（ganjoho.jp：2019年10月4日更新）では、2016年に新たに診断されたがんの数（がん罹患数）は、約99.5万例（男性56.7万例、女性42.8万例）となっています。2019年のがん罹患数（ganjoho.jp：2019年10月23日更新）は約101.7万例（男性57.3万例、女性44.5万例）と予測されています。

▼罹患数が多い部位（2016年）

	1位	2位	3位	4位	5位
男性	胃	前立腺	大腸	肺	肝臓
女性	乳房	大腸	胃	肺	子宮
計	大腸	胃	肺	乳房	前立腺

出典：厚生労働省「全国がん罹患数2016年速報」を参考に編集
https://www.mhlw.go.jp/content/10900000/000468976.pdf

がん死亡数

国立がん研究センターがん情報サービス (ganjoho.jp：2019年10月4日更新) の統計では、2017年にがんで死亡した人の数 (がん死亡数) は、約37.3万人 (男性22万人、女性15.3万人) となっています。2019年のがん死亡数 (ganjoho.jp：2019年10月23日更新) は約38万人 (男性22.3万人、女性15.8万人) と予測されています。

▼死亡数の多い部位 (2017年)

	1位	2位	3位	4位	5位
男性	肺	胃	大腸	肝臓	膵臓
女性	大腸	肺	膵臓	胃	乳房
計	肺	大腸	胃	膵臓	肝臓

出典：がん情報サービス「がん登録・統計」より改編
https://ganjoho.jp/reg_stat/statistics/stat/summary.html

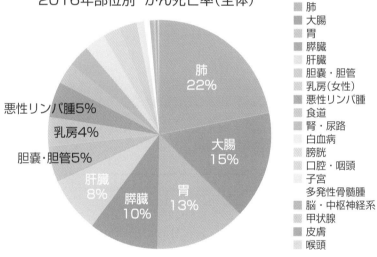

国立がん研究センター発表統計
2016年部位別 がん死亡率(全体)

肺 22%
大腸 15%
胃 13%
膵臓 10%
肝臓 8%
胆嚢・胆管5%
乳房4%
悪性リンパ腫5%

■ 肺
■ 大腸
■ 胃
■ 膵臓
■ 肝臓
■ 胆嚢・胆管
■ 乳房(女性)
■ 悪性リンパ腫
■ 食道
■ 腎・尿路
■ 白血病
■ 膀胱
■ 口腔・咽頭
■ 子宮
　 多発性骨髄腫
■ 脳・中枢神経系
■ 甲状腺
■ 皮膚
■ 喉頭

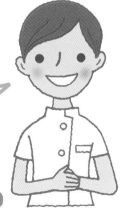

罹患数および死亡数は男女ともに60歳代から増加し、高齢になるほど高くなります。60歳代以降では、男性が女性より顕著に高くなります。

先輩ナース

年齢による変化

　国立がん研究センターがん情報サービス（ganjoho.jp：2019年10月4日）の統計によると、がん死亡数、罹患数ともに男性では、40歳以上で消化器系のがん（胃がん、大腸がん、肝臓がん）が多くを占めますが、70歳以上ではその割合はやや減少し、肺がんと前立腺がんの割合が増加します。女性では、40歳代では乳がん、子宮がん、卵巣がんが多くを占めますが、高齢になるほどその割合は減少し、消化器系のがん（胃がん、大腸がん、肝臓がん）と肺がんの割合が増加します。また、小児期（0〜14歳）からAYA世代＊にかけては内訳が大きく変わります（次表、ganjoho.jp：2018年5月30日更新）。

▼小児・AYA世代で罹患数の高いがん腫　　　　　　　　　　　　　　　　　　　　　※ここでは悪性以外の脳腫瘍も含む

	1位	2位	3位	4位	5位
0〜14歳（小児）	白血病	脳腫瘍※	リンパ腫	胚細胞・性腺腫瘍	神経芽腫
15〜19歳	白血病	胚細胞・性腺腫瘍	リンパ腫	脳腫瘍※	骨腫瘍
20〜29歳	胚細胞・性腺腫瘍	甲状腺がん	白血病	リンパ腫	子宮頸がん
30〜39歳	女性乳がん	子宮頸がん	胚細胞・性腺腫瘍	甲状腺がん	大腸がん

出典：がん情報サービス「がん登録・統計」より改編
https://ganjoho.jp/reg_stat/statistics/stat/child_aya.html

AYA世代のがん患者さんは、同じ世代や年齢であっても、家庭や社会における役割、環境、経済状況などが患者それぞれで異なります。それぞれの患者さんのニーズに合わせて、専門家と連携した支援が必要となります。

ベテランナース

＊ AYA世代　思春期・若年成人15〜39歳。AYAとは Adolescent and Young Adult の略。

がんの発生要因

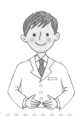

日本人では、男性のがんの53.3%、女性のがんの27.8%は、生活習慣や感染が原因で発生したと考えられています（次図）。そのうち、大きな原因は喫煙と感染です。科学的根拠に基づく「日本人のためのがん予防法」では、がんになるリスクを減らすために「禁煙」「節酒」「食生活改善」「身体活動」「適正体重の維持」「感染防止」の6つの要因が重要とされています。実際には、「感染防止」以外の5つの生活習慣を実践することで、がんのリスクはほぼ半減するといわれています。

✚ がんの発生要因

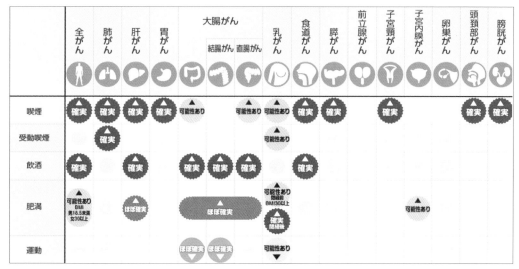

出典：国立がん研究センター予防研究グループ：日本人のためのがん予防法より　　データ不十分
https://epi.ncc.go.jp/files/11_publications/Can_prev_pamphlet_4w.pdf

喫煙：たばこは吸わない、他人のたばこの煙も避ける

がんになった人のうち、男性の29.7%、女性の5.0%は喫煙が原因と考えられています。2017年の成人喫煙率は、17.7%（男性29.4%、女性7.2%）と減少傾向にあります。「がん対策推進基本計画」では、2022年度までに成人喫煙率を12%とすることが掲げられています。たばこを吸っている人は、吸わない人に比べて、がんのリスクが約1.5倍高まります。現在吸っている人も、禁煙することによってがんのリスクを下げることができます。

たばこの煙には発がん物質が多く含まれており、喫煙により全身のがんのリスクが高まります。また、たばこの燃焼による煙（副流煙）はフィルターを通らないため、喫煙者が吸うたばこの煙（主流煙）よりも多くの有害物質を含んでいます。そのため、受動喫煙（たばこを吸う本人以外がたばこの煙にさらされること）により肺がんのリスクが高くなります。

飲酒：飲むなら節度のある飲酒をする

男性では、1日当たり2合（純エタノール量換算で46g）以上の飲酒習慣でがんのリスクが高くなります。女性は、男性よりも体質的に飲酒の影響を受けやすく、より少ない量でがんのリスクが高くなるという報告もあります。また、喫煙者が飲酒をすると、さらに高くなるといわれています。

- **1日当たりの飲酒量の目安（純エタノール量換算で23g程度）**
  日本酒1合、ビール大瓶1本、焼酎・泡盛 $\frac{2}{3}$ 合
  ウイスキー・ブランデーダブル1杯、ワインボトル $\frac{1}{3}$ 程度

食生活、食事は偏らずバランスよくとる

以下は食生活を見直す3つのポイントです。

❶塩分を控える（男性8.0g未満、女性7.0g未満）
❷野菜や果物を食べる
❸熱い飲み物や食べ物は少し冷ましてからとる

- **食生活とがんの関係**
  塩分濃度の高い食べ物……………………胃がん
  熱い飲み物や食べ物………………………食道がん
  牛・豚・羊などの赤肉・加工肉　………大腸がん

身体活動：日常生活を活動的に過ごす

仕事や運動などで身体活動量が多くなるほど、がんのリスクは低くなります。歩行またはそれと同等以上の強度の身体活動を1日60分、息がは

ずみ汗をかく程度の運動を1週間に60分ほど行うことが推奨されています。

体重管理：成人期での体重を適正な範囲に維持する

高カロリー・高脂肪の食事によって肥満が増えています。脂肪組織中からエストロゲン（女性ホルモンの一種）が産生されることで、閉経後乳がん、子宮体がんのリスクを上げると考えられます。がん全体では、男性においてBMI＊18.5未満

のやせ、女性においてBMI 30以上の肥満で、がんのリスクが上昇する可能性があるともいわれています。そのため、中高年期におけるBMIは、男性21～27、女性21～25の範囲になるよう体重管理を行うことが推奨されています。

感染

がんになった人のうち、男性の22.8%、女性17.5%は感染が原因と考えられています（次表）。ヘリコバクター・ピロリでは、胃潰瘍・十二指腸潰瘍・慢性胃炎で除菌療法が保険適応となってい

ます。また、ヒトパピローマウイルスでは、感染を予防する目的で2種類の子宮頸がんワクチンが承認されています。

▼感染が原因となるがんの種類

原因となるウイルス・細菌	がんの種類
ヘリコバクター・ピロリ(H.pylori)	胃がん
ヒトパピローマウイルス (HPV)	子宮頸がん　など
B型・C型肝炎ウイルス (HBV・HCV)	肝がん
エプスタイン・バーウイルス (EBV)	上咽頭がん・リンパ腫
ヒトT細胞性白血病ウイルスⅠ型 (HTLV-1)	成人T細胞白血病・リンパ腫

出典：がん情報サービス「予防・検診」がんの発生要因より改編
https://ganjoho.jp/public/pre_scr/cause_prevention/factor.html

＊ BMI　Body Mass Indexの略で「肥満度」のこと。BMI（肥満度）＝体重(kg)／身長(m)²

がん検診

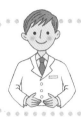

がん検診の目的は、がんを早期発見し、適切な治療を行うことで「がんによる死亡を減少させる」ことです。無症状のうちにがんを早期発見し、治療することが大切です。

 ## がん検診受診率

　2012年6月に策定された「がん対策推進基本計画」では、5年以内に受診率50％（胃がん・肺がん・大腸がんは当面40％）が掲げられています。

がん検診受診率の算定には40〜69歳（子宮頸がんは20〜69歳）が対象となっています。

▼男女別がん検診受診率の推移

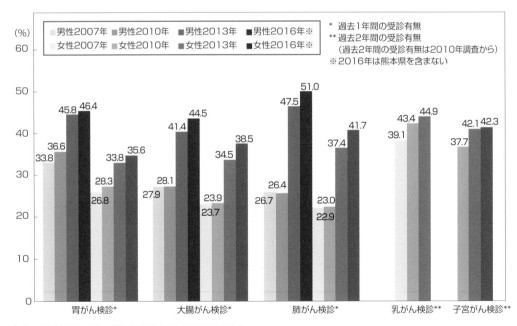

出典：がん情報サービス「登録・統計」がん検診受診率より
https://ganjoho.jp/reg_stat/statistics/stat/screening_p01.html

がん検診の検査方法

▼がんの種類と検査

がんの種類	検査方法	対象者	受診間隔	感度＊
胃がん	問診・胃部X線検査	50歳以上 (当面40歳以上)	2年に1回 (当面年に1回)	70～80%
	問診・胃内視鏡検査	50歳以上	2年に1回	
大腸がん	問診・便潜血検査 (検便)	40歳以上	年に1回	30～92.9%
肺がん	問診・胸部X線検査 ※喀痰検査：喫煙指数600以上で併用	40歳以上 ※原則50歳以上	年に1回	63～88%
乳がん	問診・乳房X線検査 (マンモグラフィ)	40歳以上	2年に1回	
子宮頸がん	問診・視診・内診・細胞診検査	20歳以上	2年に1回	70.3%

出典：がん情報サービス「予防・検診」より改編
https://ganjoho.jp/public/pre_scr/screening/about_scr02.html

がんと癌

　がん (悪性腫瘍) は、造血器から発生するもの (**血液腫瘍**)、上皮細胞から発生するもの (**癌**：cancer, carcinoma)、筋肉や骨、神経など非上皮細胞の結合組織から発生するもの (**肉腫**：sarcoma) の3つに分類されます。また、血液腫瘍は**血液がん**、それ以外はかたまりをつくって増殖することから**固形がん**と呼ぶことがあります。一般に、悪性腫瘍全体を指す場合はひらがなで「がん」と書きますが、専門的な医学書や論文、診療ガイドラインなどでは、肺癌・乳癌など漢字の「癌」を用いているようです。

＊**感度**　がんがある人を正しく診断できる精度のこと。

がんの診断

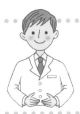

がんの診断においては、がんがあるかどうかだけでなく、どのくらい進行しているかを正確に見きわめることで、効果的な治療計画を立てることができます。血液検査や画像診断、病理検査などで総合的に診断していきます。

腫瘍マーカー（血液検査）

　がん細胞には、正常細胞とは異なる目印となるような物質が存在し、その物質が**腫瘍マーカー**（Tumor marker）と呼ばれています（次ページの図）。一般には腫瘍が大きくなれば、産生する腫瘍マーカーの量も増加するため、ステージ（病期）の進行とともに増加する傾向にあります。したがって、治療により腫瘍が縮小すれば、低下傾向に転じるのが一般的です。手術療法では、術後2週間程度で低下することが多いようです。

　しかし、がんがあっても必ず腫瘍マーカーが高くなるわけではなく、がん患者でなくても陽性（偽陽性）となることもあります（右の表）。腫瘍マーカー自体の動きが、正確にがんの動きを反映しているわけではありません。

　悪性腫瘍の診断確定後は、腫瘍マーカーの検査料が特定疾患治療管理料の悪性腫瘍特異物質治療管理料に含まれ、月に2回以上行うことができません。そのため、腫瘍マーカーの検査は月に1回行います。

▼擬陽性となる主な疾患

腫瘍マーカー	主な疾患
CEA	糖尿病、喫煙者、慢性肺気腫
AFP	肝炎、肝硬変、糖尿病、妊娠
CA19-9	膵炎、胆管炎、閉塞性黄疸、糖尿病
CA125	妊娠、子宮内膜症、子宮筋腫、肝硬変
hCG	妊娠
PSA	前立腺肥大
SCC	アトピー性皮膚炎、気管支炎、結核

出典：『やさしい腫瘍学』（小林正伸、南江堂）より一部転載

▼部位別の腫瘍マーカー

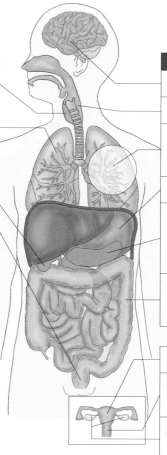

腫瘍	腫瘍マーカー
甲状腺髄様がん	SCC
肺がん	CA-125、CEA SLX
扁平上皮がん	CYFRA、SCC
小細胞がん	NSE、ProGRP
肝細胞がん	AFP、PIVKA-II
胆道がん	CA19-9、CEA
前立腺がん	PSA

腫瘍	腫瘍マーカー
神経芽細胞腫	NSE
甲状腺髄様がん	NSE
乳がん	CA-125、CA15-3 CEA NCC-ST-439
胃がん	CEA、STN
膵がん	CA-125、CA19-9 CEA、Elastasel NCC-ST-439 SLX、STN
大腸がん	CEA NCC-ST-439 STN
子宮体部がん	βHCG、SCC
子宮頸部がん	βHCG、SCC STN
卵巣がん	βHCG、CA125 STN、SLX

出典：がん情報サービス「診断・治療」より

患者さんは、治療効果の指標として腫瘍マーカーの値に一喜一憂してしまいます。不安を感じている患者さんやご家族に対して精神面への配慮が重要です。

先輩ナース

画像診断

画像診断の種類、検査方法を以下に示します。

▼画像診断の種類・検査方法

検査の種類	検査方法	特徴
X線 (レントゲン) 検査	X線を当て、その透過度の違い (白く写る) を利用して内部を撮影する 　胸部X線 　胃部・大腸X線 (バリウム検査) 　乳房X線 (マンモグラフィ) など	何かあることがわかっても、がんかどうかはわからないため、単独での診断は困難である
超音波 (エコー) 検査 (US：Ultrasound)	プローブを使って超音波を当て、その跳ね返りを映像化する エコーガイド下で生検可能である	内臓 (肝臓・胆嚢・膵臓・脾臓・腎臓) や太い血管をリアルタイムに観察できる
内視鏡検査 超音波内視鏡検査 (EUS：Endoscopic Ultrasound)	管腔臓器 (胃・大腸・気管支・胆道など) にファイバースコープを挿入し、カラー画像で内部を直接観察する 超音波内視鏡では、内膜の表面に現れていない血管なども観察できる	小さながんを早期に発見できる そのまま生検可能である カプセル内視鏡では小腸の病変の検出が可能である
コンピューター断層撮影検査 (CT：Computed Tomography)	全方位からX線を照射することで身体の断面像を撮影する 造影CTでは造影剤を静脈注射する	造影CTでは腫瘍と血管の状況などが鮮明。アレルギー出現に注意する 腎機能低下の患者は造影剤が使用できないことがある
磁気共鳴画像検査 (MRI：Magnetic Resonance Imaging)	超強力な磁気により、体内の水素原子に共鳴反応を起こさせることで、反応する信号を撮影、画像化する	体内に金属が埋め込まれている場合は禁忌である 心臓ペースメーカーでは、MRI対応のものもある
ポジトロン放出断層撮影 (PET-CT：Positron Emission Tomography-CT)	放射性同位元素を組み込んだブドウ糖 (FDG：フルオロデオキシグルコース) を静脈注射し、腫瘍組織へのブドウ糖の集積度で腫瘍の増殖能を推測する	全身を1回で検索可能で、1cm程度の小さながんも検出できる がん確定診断後のみ保険適応となる 糖代謝の活発な脳、排泄経路の腎盂・尿管・膀胱では正常で集積する

出典：厚生労働省「がん予防重点健康教育及びがん検診実施のための指針 H28 年」
　　　https://www.mhlw.go.jp/stf/seisakunitsuite/bunya/0000059490.html を参考に作成

病理検査

　がんは、生検 (biopsy) や手術で採取した腫瘍組織や喀痰・尿・胸腹水・胆汁などの細胞を病理診断することで確定診断されます。**生検**とは、内視鏡やエコー・CTのガイド下で腫瘍組織を採取することをいいます。手術中は、腫瘍組織の一部やリンパ節を摘出し、迅速に病理診断 (術中迅速診断) をつけて、切除範囲などを決めています。

　乳がんや悪性黒色腫では、手術中にセンチネルリンパ節生検 (SNB：sentinel node biopsy) で術中迅速診断を行い、がん細胞がなければリンパ節転移はないと判断され、それ以上の切除 (リンパ節郭清) を行わないことになっています。**センチネルリンパ節 (SLN)** は「見張りのリンパ節」と呼ばれています。

▼乳がんの病理検査の例

検査の目的	検査結果
組織型 (がんの種類)	非浸潤性乳管がん、湿潤性乳管がん　など
悪性度 (病理学的 Grade 1〜3)	低い (Grade 1) ＜ 高い (Grade 3)
ホルモン受容体：HR (ホルモンレセプター)	ER (エストロゲンレセプター) PgR (プロゲステロンレセプター)
HER2 (ヒト上皮成長因子受容体2型)	HER2蛋白の過剰発現 あるいはHER2遺伝子の増幅
がん細胞の増殖能力	Ki-67陽性がん細胞の割合 (Ki-67標識率)

出典：『がん診療レジデントマニュアル第8版』(国立がん研究センター内科レジデント [p.73-77]、医学書院、2019年) を参考に作成

乳がんのサブタイプ分類

　乳がんには、5つの**サブタイプ**があります。Ki-67 (細胞周期関連核蛋白質) 陽性のがん細胞は増殖期 (主にG1期) の状態にあるため、陽性細胞の割合の高い乳がんは増殖能 (細胞が増殖する能力) が高く、悪性度が高いと考えられています。乳がんの約70〜80%で**ホルモン受容体**が陽性であり、約15〜25%で**HER2**陽性です。**トリプルネガティブ**は約10〜15%といわれています。

臨床分類	HR (ER)	HR (PgR)	HER2	
Luminal A-like (ルミナルA)	ER+	PgR+	HER2 (−)	Ki-67低値
Luminal B-like (ルミナルB)	ER+または−	PgR低値または−	HER2 (−)	Ki-67高値
	ER+	PgR+または−	HER2 (+)	Ki-67低〜高値
HER2陽性	ER−	PgR−	HER2 (+)	
トリプルネガティブ (TNBC)	ER−	PgR−	HER2 (−)	

出典：がん情報サービス「乳がん 検査・診断」より
　　　https://ganjoho.jp/public/cancer/breast/diagnosis.html

がんのステージ分類

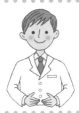

がんのステージ（病期）を判断することで、同じステージ（病期）にある患者のこれまでの臨床試験をもとに最も効果の高い治療（標準治療）はどれか、治療がどのくらい効くか（奏効率）、どのくらい生きられるか（生存率）など、病気や治療の大まかな経過（予後）を予測することができます。

TNM分類

国際対がん連合（UICC＊）によって定められた悪性腫瘍の病期の判定に用いられている分類です。一般にがんの進行度は、原発腫瘍の大きさや深さ（T）・所属リンパ節転移の有無と範囲（N）・遠隔転移の有無と範囲（M）によって決まります（次表）。日本では、がん腫ごとの取り扱い規約に基づいており、分類方法が異なることがありま

す。T1、N2、M0のようにそれぞれに数字を付けて表し、数字が大きいほど進行度も大きくなっていきます。一般的にステージ（病期）はⅠ期〜Ⅳ期で表し、さらに細かくⅠA期、ⅢB期のように分類されます。Ⅳ期に近いほど、がんが広がっている状態です。

▼TNM分類

T：Tumor　腫瘍	T0	腫瘍なし
	T1〜T4	がんの大きさ、深さで各臓器別に分類
N：lymph　Nodes　リンパ節	N0	リンパ節転移なし
	N1〜N4	各臓器別に分類
M：Metastasis　転移	M0／M1	遠隔転移　なし／あり

出典：『やさしい腫瘍学』（小林正伸、南江堂、2015年）を参考に作成

＊ UICC　Union for International Cancer Controlの略。

臨床試験

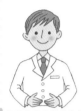

エビデンス（科学的根拠）は、臨床試験に基づいています。治療開始から死亡までの延命効果（全生存期間 OS：overall survival）を検証することが**最重要評価項目**（プライマリエンドポイント）となりますが、がんが進行するまでの期間（無増悪生存期間 PFS：progression free survival）や治療後病気や再発がない期間（無病生存期間 DFS：disease free survival）、腫瘍縮小効果（**奏効率RR**＊：response rate）などで評価されることもあります。

標準治療

　臨床試験は、ヒトを対象として3段階で施行されます（次表）。全身状態（PS）や臓器機能が保たれていて、基準を満たす場合のみ試験に参加できます。第Ⅲ相試験では、標準治療と比較して統計的に有意に優れていること（優越性）、もしくは有効性は同程度であるが毒性、QOL（生活の質）、利便性、コストなどのメリットがあること（非劣性）を検証します。臨床試験によって、エビデンス（科学的根拠）が確立された最も効果的とされる治療法が標準治療となります。

▼臨床試験のステップ

相（フェーズ）	対象者	検証内容
第Ⅰ相試験 （フェーズⅠ）	少数の患者 がん腫を特定せず	用量制限毒性（DLT）、最大耐用量（MTD）、推奨用量（RD） 吸収・分布・代謝・排泄など体内動態の検討
第Ⅱ相試験 （フェーズⅡ）	少数の患者 特定のがん腫	有効性（縮小効果）の確認 安全性（副作用）の評価
第Ⅲ相試験 （フェーズⅢ）	多数の患者 特定のがん腫	標準治療との比較（優越性／非劣性）

出典：『がん診療レジデントマニュアル第8版』（国立がん研究センター内科レジデント、医学書院）

エビデンス（科学的根拠）に基づく医療が**EBM**＊です。質の高い医療を行うためには、エビデンスばかりにとらわれず、「患者さんの価値観」を尊重しながら総合的に判断することが重要となります。がん薬物療法に携わる看護師には、「患者さんの価値観」を引き出せるような関わりが求められます。

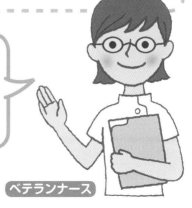

ベテランナース

＊**奏効率RR**　CR（完全奏効）＋PR（部分奏効）の割合。
＊**EBM**　　　evidence-based medicineの略。

がんの集学的治療

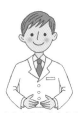

がんの治療には、手術療法・放射線療法・薬物療法の3つがあります。手術療法・放射線療法は局所療法、薬物療法は全身療法といわれています。より治療効果を上げるために、これらを組み合わせて用いています（**集学的治療**、次ページの表）。治療方法は、それぞれのがんに対して、診療ガイドラインでステージ（病期）ごとに決められています。

手術療法

がんの手術療法では、周囲の組織やリンパ節への浸潤・転移を疑って、拡大切除することが標準的となっています。切除範囲が大きくなれば、根治（治癒）率は高くなりますが、術後の合併症や後遺症、QOL（生活の質）低下などをもたらす可能性も高くなります。症状緩和を目的とした姑息的手術が行われることもあります。

腹腔鏡手術や胸腔鏡手術では、出血や疼痛などの後遺症が少なく、術後早期に離床でき、早期退院が可能となります。ロボット支援手術の保険適応も拡大されています。また、内視鏡手術の進歩により、早期の胃がんや大腸がんでは、開腹手術を行わずに根治（治癒）させることも可能となっています。

放射線療法

がんの放射線療法（RT*）は、放射線を照射することで細胞のDNAに障害を与え、腫瘍を壊死させることを目的としています。正常細胞へのダメージを少なくするため、少しずつ何回かに分けて放射線を照射（分割照射）します。体外から照射する方法（外部照射）と体内から照射する方法（内部照射）があります。骨転移に対しては、疼痛緩和や骨折予防のため放射線療法を用いることもあります。

最新の治療として、水素原子核である陽子（陽子線）や炭素の原子核などの粒子（重粒子線）を加速器で加速し、がんの病巣にぶつけて破壊する治療法（粒子線治療）がありますが、治療費が高額で、治療施設も限られています。

＊RT　Radiotherapyの略。

薬物療法

　がんの薬物療法 (chemotherapy) では、全身に抗悪性腫瘍薬を行きわたらせることで、全身のがん細胞を攻撃することができます（全身療法）。

　がん薬物療法の種類には、大きく分けて❶細胞傷害性（殺細胞性ともいう）抗がん剤（以下、抗がん剤）、❷分子標的治療薬（以下、分子標的薬）、❸ホルモン薬の3つがあります。

　投与方法としては、静脈内投与（点滴）、経口投与（内服）が一般的です。肝がんの動注や膀胱がんの膀胱内注入などで局所療法として用いられることもあります。

　腫瘍増殖にホルモンが関与しているホルモン依存性腫瘍（前立腺がん、乳がん、子宮体がんなど）では、ホルモン薬（内分泌療法）の対象となります。

集学的治療

● 術前（補助）化学療法（NAC＊）

　手術前にがんを縮小 (down staging) して、完全切除率の向上や縮小手術による機能温存、整容性保持の目的で行います。また、薬物療法の感受性を評価することもできます。

● 術後（補助）化学療法（adjuvant chemotherapy）

　局所治療後に目に見えないがん細胞の活動を抑えて、再発を予防する目的で行います。術後再発リスクが高いと考えられる患者に実施されます。臨床試験の結果を参考に、手術後の一定期間（約半年～1年程度）行われます。

● 化学放射線療法（CCRT＊）

　根治治療あるいは周術期の補助療法として行います。放射線療法と抗がん剤は細胞周期の異なる層で作用するので、これらを組み合わせることで効率よく細胞周期を止めることができます。

　肺がん、頭頸部がん、食道がんでは、放射線療法の効果を高める目的もあります。

▼集学的治療

	有効とされている主ながん腫
術前化学療法	食道がん、膀胱がん、乳がん、喉頭がん、骨肉腫、胚細胞腫瘍、小児固形腫瘍　など
術後化学療法	乳がん、胃がん、食道がん、大腸がん、膵がん、骨肉腫、子宮体がん、非小細胞肺がん、GIST　など
化学放射線療法	肺がん、食道がん、非ホジキンリンパ腫、子宮頸がん、頭頸部がん、肛門管がん　など

出典：『がん診療レジデントマニュアル第8版』（国立がん研究センター内科レジデント、須賀一起、医学書院、2016年）

＊ NAC　neo-adjuvant chemotherapyの略。
＊ CCRT　concurrent chemoradiotherapyの略。

がん薬物療法の適応基準

抗がん剤の用量は、副作用が許容される範囲内で最大の抗腫瘍効果が得られる量として設定されているため、一般の薬剤と比較して、効果（メリット）が認められる用量と副作用（デメリット）が生じる用量が隣接しています。治療がどのくらい効くか（奏効率）、どのくらい生きられるか（生存率）などは個人によってばらつきがあり、正確に予測することは不可能です。そのため、メリットとデメリットを考慮して治療を選択していきます。

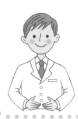

➕ がん薬物療法適応の原則

がん薬物療法適応の原則は次のとおりです。

❶ **標準治療**もしくはそれに準じる治療である。
❷ 全身状態が良好（通常PS2以下）である（表）。
❸ 臓器機能（骨髄、心、肺、肝、腎、栄養状態）が保たれている。
❹ **インフォームド・コンセント**（IC）が文書で得られている。

PSは全身状態を評価する指標です。PS3以上の全身状態不良例における薬物療法のメリットは明確ではなく、副作用が増加します。例外として、薬剤高感受性の腫瘍（血液腫瘍や胚細胞腫瘍）および**分子標的薬**では、PS不良例においても検討されることがあります。

▼ECOG*のPS*

PS	患者の状態
0	全く問題なく活動できる。発症前と同じ日常生活が制限なく行える。
1	肉体的に激しい活動は制限されるが、歩行可能で、軽作業や座っての作業は行うことができる。 例：軽い家事、事務作業
2	歩行可能で自分の身の回りのことはすべて可能だが作業はできない。 日中の50%以上はベッド外で過ごす。
3	限られた自分の身の回りのことしかできない。日中の50%以上をベッドか椅子で過ごす。
4	全く動けない。身の回りのことは全くできない。完全にベッドか椅子で過ごす。

出典：JCOG ホームページ http://www.jcog.jp/ より転載

＊ECOG　Eastern Cooperative Oncology Groupの略。
＊PS　　performance statusの略。

がん薬物療法の有効性

がん薬物療法の有効性（次表）には、A群・B群・C群があります。

A群では、薬物療法単独での治癒が期待できるため、治療強度（一定期間に投与される量）を保つことが重要となり、ある程度の副作用は許容されます。B群では、薬物療法による治癒は難しいが、予後の延長が認められかつ50％以上の奏効率が期待できるがん腫が含まれています。C群で

は、B群よりも延命効果は小さく、症状緩和が主な目標となります。B群やC群のように延命・症状緩和が目的となる場合には、患者のQOLを保つことが重要となるため、高度の副作用が生じる場合には薬剤の減量や延期が検討されます。同じがん腫でもがんのタイプ（組織型、**サブタイプ**）により有効性は異なります。

▼各がん腫に対するがん薬物療法の有効性

A群：治癒が期待できる	C群：延命・症状緩和が期待できる
急性骨髄性白血病、急性リンパ性白血病、ホジキンリンパ腫、非ホジキンリンパ腫（中・高悪性度）、胚細胞腫瘍、絨毛がん	骨肉腫、軟部組織腫瘍、頭頸部がん、食道がん、子宮がん、腎がん、肝がん、胆道がん、膵がん、脳腫瘍、甲状腺がん、前立腺がん
B群：十分な延命・症状緩和が期待できる	
乳がん、卵巣がん、非小細胞肺がん、小細胞肺がん、大腸がん、多発性骨髄腫、慢性骨髄性白血病、慢性リンパ性白血病、非ホジキンリンパ腫（低悪性度）、胃がん、膀胱がん、悪性黒色腫	※以前は効果がない（D群）とされていたがん腫 　2000年：膵がん・脳腫瘍・腎がん 　2007年：悪性黒色腫・肝がん 　2013年：甲状腺がん

出典：『がん診療レジデントマニュアル第8版』（国立がん研究センター内科レジデント、須賀一起、医学書院、2016年）

患者さんやご家族にとっての「治療が効く」とは、病気が治ること（治癒）や長く生きられること（長期生存）です。しかし、再発・進行がんではそれは難しいことが多く、医療者にとっての「治療が効く」（腫瘍縮小・延命・症状緩和）との認識にはギャップがあるということを覚えておきましょう。

ベテランナース

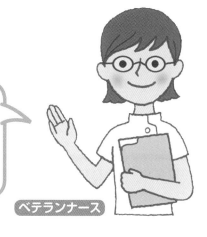

がん薬物療法の評価

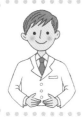

がん薬物療法では、効果（メリット）の判定と副作用（デメリット）の評価を行いながら、治療の継続や薬剤の変更、減量・休薬を判断します。効果判定は世界共通基準であるRECIST、副作用評価は有害事象共通用語規準（CTCAE）を用います。

効果判定基準（RECIST＊）

RECISTでは、標的病変、非標的病変の変化および新病変の有無によって総合的に判断されます（次表）。画像診断で確認可能なすべての病変を測定可能病変と測定不能病変（小さい腫瘍やリンパ節、胸腹水など）に分け、さらに測定可能病変のうち合計5個（1臓器につき2個）までを標的病変、それ以外を非標的病変に分けて判断します。

PD（進行）はあくまでも目安であり、必ずしも「PD＝治療中止」ではありません。治療継続の可否は、効果（メリット）、副作用（デメリット）、患者さんの希望などを総合して判断されます。

▼RECISTの効果判定（標的病変がある場合）

標的病変	非標的病変	新病変	総合効果
CR	CR	なし	CR：完全奏効
CR	Non-CR／Non-PD	なし	PR：部分奏効
	評価なし		
PR	Non-PD or 評価の欠損あり		
SD	Non-PD or 評価の欠損あり	なし	SD：安定
評価の欠損あり	Non-PD	なし	NE：評価不能
PD	問わない	あり or なし	PD：進行
問わない	PD	あり or なし	
	問わない	あり	

出典：固形がんの治療効果判定のための新ガイドライン（RECISTガイドライン）―改訂版version1.1―日本語訳JCOG版
JCOGホームページhttp://www.jcog.jp/をもとに作成

＊RECIST　Response Evaluation Criteria in Solid Tumorsの略。

▼標的病変の判定基準

CR (Complete Response) 完全奏効	リンパ節以外の標的病変がすべて消失し、すべてのリンパ節の標的病変が短径10mm未満となった場合
PR (Partial Response) 部分奏効	標的病変の径和がベースライン（治療前）の径和に比べて30%以上減少している場合
PD (Progressive Disease) 進行	標的病変の径和が経過中の最小の径和に比べて20%以上増大している場合かつ絶対値が5mm以上増大している場合
SD (Stable Disease) 安定	PRやPDに相当する腫瘍縮小や増大がない場合

出典：固形がんの治療効果判定のための新ガイドライン（RECISTガイドライン） 改訂版 version1.1 日本語訳JCOG版
JCOGホームページ http://www.jcog.jp/ をもとに作成

治療の選択肢がなくなった患者さんやご家族は、「見放された」と感じます。患者さんやご家族が何を大切にしているのか（人生観、死生観）を知ることで、残された時間の過ごし方を一緒に話し合い、意思決定を支えていくことが重要です。

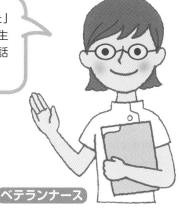

ベテランナース

有害事象共通用語規準（NCI-CTCAE＊）

　副作用の評価は、がん薬物療法を安全に行うために重要となります。米国国立がん研究所（NCI）によって策定されたCTCAEは、有害事象（AE：adverse event）の評価や報告に用いることのできる記述的用語集で、「26の臓器・器官」「790の有害事象」「重症度Grade 1〜5」から構成されています（次表）。

　有害事象とは、あらゆる好ましくない意図しない兆候、症状、疾患であり、治療との因果関係を問わないため、治療との因果関係がある副作用もこれに含まれます。観察された有害事象が複数のGradeに該当するような場合には、総合的に判断して最も近いGradeに分類するのが原則となります。身の回り以外の日常生活動作（instrumental ADL、表中の①）は、食事の準備、日用品や衣服の買い物、電話の使用、金銭の管理など、身の回りの日常生活動作（self care ADL、表中の②）は、入浴、着衣・脱衣、食事の摂取、トイレの使用、薬の内服が可能で、寝たきりではない状態を指します。

▼Grade の定義

Grade 1	軽症；症状がない、または軽度の症状がある；臨床所見または検査所見のみ；治療を要さない
Grade 2	中等度；最小限／局所的／非侵襲的治療を要する；年齢相応の身の回り以外の日常生活動作（①）の制限
Grade 3	重症または医学的に重大であるが、ただちに生命を脅かすものではない；入院または入院期間の延長を要する；身の回りの日常生活動作（②）の制限
Grade 4	生命を脅かす；または緊急処置を要する
Grade 5	AEによる死亡

注）「；」は「または」を意味する
出典：有害事象共通用語規準v5.0日本語訳JCOG版 JCOG ホームページ http://www.jcog.jp/

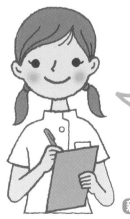

副作用が日常生活にどのくらい影響を及ぼしているのかを評価します。
数字で表すことで、改善しているのか、悪化しているのかがわかりやすくなります。

新人ナース

＊**NCI-CTCAE**　National Cancer Institute-Common Terminology Criteria for Adverse Eventsの略。

がん薬物療法の投与管理

がん薬物療法を安全・確実に実施できるよう
知識を深めましょう。

医薬品添付文書の読み方

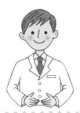
薬剤情報は、医薬品添付文書 (以下、添付文書)、インタビューフォーム、適正使用ガイドなどに記載されており、製薬会社やPMDA (独立行政法人医薬品医療機器総合機構) のホームページからも入手できます。添付文書は、追加事項が生じると改訂されるため、最新の情報であることを確認する必要があります。

✚ インタビューフォーム

発売中の医療用医薬品に対し、日本病院薬剤師会が作成・配布を製薬会社に依頼しているもので、添付文書では不十分な情報を補ったり、医薬品を薬剤師が評価したりするために提供される総合的な医薬品解説書です。薬学的特徴や溶解後の安定性、使用上の注意の設定理由、毒性 (副作用) など添付文書では十分に得られない情報が記載されています。

▼タキソール®のインタビューフォーム

2018年2月改訂 (第10版)

日本標準商品分類番号　87424

医薬品インタビューフォーム
日本病院薬剤師会のIF記載要領2013に準拠して作成

抗悪性腫瘍剤

タキソール® 注射液30mg
タキソール® 注射液100mg

TAXOL® INJECTION

剤　　　　　形	注射液
製剤の規制区分	毒薬　処方箋医薬品 (注意－医師等の処方箋により使用すること)
規格・含量	タキソール注射液 30mg　1バイアル〔　5mL〕中　30mg タキソール注射液100mg　1バイアル〔16.7mL〕中　100mg
一　般　名	和名：パクリタキセル (JAN) 洋名：Paclitaxel (JAN.INN)
製造販売承認年月日 薬価基準収載・ 発売年月日	製造販売承認年月日：2005年12月27日〔30mg　　5mL1瓶〕(販売名変更による) 　　　　　　　　　　2005年12月27日〔100mg16.7mL1瓶〕(販売名変更による) 薬価基準収載年月日：2006年 6月 9日〔30mg　　5mL1瓶〕(販売名変更による) 　　　　　　　　　　2006年 6月 9日〔100mg16.7mL1瓶〕(販売名変更による) 発　売　年　月　日：1997年10月 1日〔30mg　　5mL1瓶〕 　　　　　　　　　　2000年 4月 3日〔100mg16.7mL1瓶〕
開発・製造販売 (輸入)・ 提携・販売会社名	製造販売元：**ブリストル・マイヤーズ スクイブ 株式会社**
医薬情報担当者の 連絡先	
問い合わせ窓口	ブリストル・マイヤーズ スクイブ株式会社　メディカル情報部 TEL:0120-093-507 (9:00～17:30/土日祝日および当社休業日を除く) FAX:03-6705-7954 医療関係者向けホームページ URL: http://www.bmshealthcare.jp

本IFは2018年2月改訂の添付文書の記載に基づき作成した。
最新の添付文書情報は、医薬品医療機器情報提供ホームページ
http://www.info.pmda.go.jp/にてご確認ください。

R：登録商標

出典：ブリストル・マイヤーズ スクイブ株式会社ホームページ

医薬品添付文書（添付文書）

添付文書は、薬剤の適正使用をはかるために、薬事法第52条において定められている法的根拠のある唯一の医薬品情報です。添付文書には、その薬剤に関連する必要かつ最小限の最新情報が記載されています（禁忌、警告、効能・効果、用法・用量）。また、適用上の注意には、投与経路、調製方法などの注意点も記載されています。添付文書は、適宜改訂されるため、最新の情報かどうかの確認が必要です。

▼タキソール® 添付文書より

▼タキソール® の添付文書

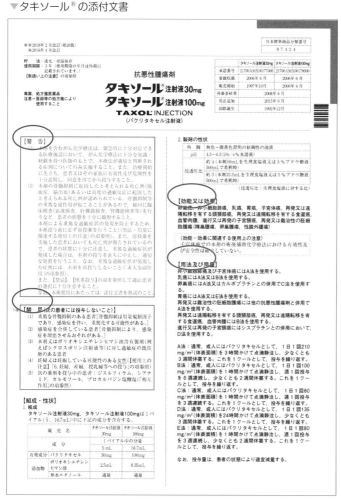

出典：ブリストル・マイヤーズ スクイブ株式会社ホームページ

適正使用ガイド

　適正使用のために、対象患者の選択、投与方法、治療前から治療中に注意すべき事項や発現する可能性のある副作用とその対策について掲載されています。

▼タキソール®の使用ガイド

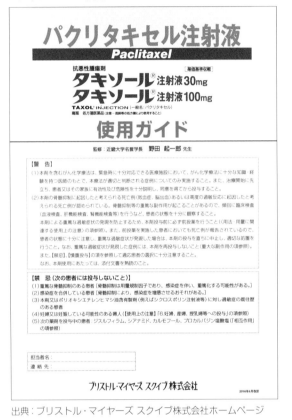

出典：ブリストル・マイヤーズ スクイブ株式会社ホームページ

PMDA*

　PMDA（独立行政法人医薬品医療機器総合機構）のホームページpmda.go.jpでは、医療用医薬品だけでなく、一般薬や医療機器の添付文書なども入手することができます。また、医薬品や医療機器などの医療安全に関する情報として、緊急安全性情報（イエローレター）や安全性速報（ブルーレター）も掲載されています。

＊PMDA　Pharmaceuticals and Medical Devices Agencyの略。

レジメンの理解

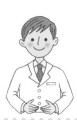

がん薬物療法において、使用する薬剤、輸液、支持療法（制吐剤など）の組み合わせや投与量、投与スケジュールなどに関する時系列的な治療計画のことを**レジメン**と呼びます。レジメンには投与する薬剤名・投与日・投与量・投与順序・投与時間・投与経路・投与方法などが記されています。レジメンのアセスメントを確実に行うことは、安全な投与管理において重要であり、がん薬物療法における看護師の重要な役割です。

支持療法

支持療法とは、がん治療に伴う様々な症状を予防・軽減させるケアを意味します。薬物療法の副作用で起こる悪心・嘔吐を抑制したり、白血球減少を軽くしたりする薬剤が支持療法に含まれます。支持療法は、がん治療を円滑に進めるだけでなく、患者さんのQOL（生活の質）を良好に保つことにもつながります。

薬剤名

薬剤の名称は、一般名と商品名（登録商標の場合は末尾に®）または略語で表記されます。オリジナルの先発薬に加えて1つ以上の後発薬（ジェネリック医薬品）が出ている場合は、1つの一般名に対して複数の商品名が存在します。

> 後発薬の商品名は製造販売元ごとに区別されています。パクリタキセル「NK」、パクリタキセル「サワイ」など

例) 一般名：パクリタキセル

商品名：タキソール®（先発薬）
略語　：TAX,TXL

商品名：パクリタキセル「NK」（後発薬）
略語　：PTX

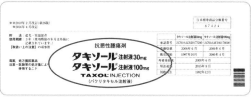

タキソール®添付文書より

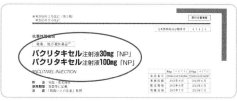

パクリタキセル「NK」添付文書より

投与量（用法・用量）

　薬剤名とともに1回の投与量が記載されています。体表面積（m²）、体重（kg）、個体（Body）で換算して投与量が決められており、添付文書の「用法・用量」の欄で確認します。

● mg/m²：体表面積1m²（スクエア）当たりのmg

▼ パクリタキセルの例

> A法：通常、成人にはパクリタキセルとして、1日1回210mg/m²（体表面積）を3時間かけて点滴静注し、少なくとも3週間休薬する。これを1クールとして、投与を繰り返す。

タキソール® 添付文書「用法及び用量」より

▼ ゲムシタビンの例

> 通常、成人にはゲムシタビンとして1回1000mg/m²を30分かけて点滴静注し、週1回投与を3週連続し、4週目は休薬する。これを1コースとして投与を繰り返す。なお、患者の状態により適宜減量する。

ジェムザール® 添付文書「用法・用量」より

> がん腫の種類や投与間隔によって投与量が異なります。

● mg/kg：体重1kg当たりのmg

▼ ベバシズマブの例

> 他の抗悪性腫瘍剤との併用において、通常、成人にはベバシズマブ（遺伝子組換え）として1回5mg/kg（体重）又は10mg/kg（体重）を点滴静脈内注射する。投与間隔は2週間以上とする。

アバスチン® 添付文書「用法・用量」より

▼ トラスツズマブの例

> A法：通常、成人に対して1日1回、トラスツズマブ（遺伝子組換え）として初回投与時には4mg/kg（体重）を、2回目以降は2mg/kgを90分以上かけて1週間間隔で点滴静注する。

ハーセプチン® 添付文書「用法・用量」より

> 用法によって投与量が異なったり、初回と2回目以降で投与量が変わったりすることがあります。

● mg/Body：1人に対するmg

▼ ビンクリスチンの例

> 通常、ビンクリスチン硫酸塩として小児0.05〜
> 0.1mg/kg、成人0.02〜0.05mg/kgを週1回静脈
> 注射する。
> ただし、副作用を避けるため、1回量2mgを超え
> ないものとする。

オンコビン®添付文書「用法・用量」より

▼ ニボルマブの例

> 通常、成人にはニボルマブ（遺伝子組換え）とし
> て、1回80mgを3週間間隔で4回点滴静注する。
> その後、ニボルマブ（遺伝子組み換え）として、1回
> 240mgを2週間間隔で点滴静注する。

オプジーボ®添付文書「用法・用量」より

> ビンクリスチンでは投与量に
> 制限があります。

> ニボルマブやペムブロリズマブで
> は投与量が固定されています。

投与順序

　投与順序によっては、薬の代謝（取り込まれた
薬を腎臓や肝臓で体外に排泄できる状態にするこ
と）に影響して血液中の濃度（血中濃度）が高くな
り、副作用が増強することがあります。

　また、ブドウ糖と混注している薬剤との併用で
は、ベバシズマブの力価（効果）が減弱すること
があり、前後の薬剤にも注意が必要です。

▼ 例）パクリタキセル ⇒ シスプラチン

> 併用時、本剤をシスプラチンの後に投与した場
> 合、逆の順序で投与した場合より骨髄抑制が増
> 強するおそれがある。併用療法を行う場合には、
> 本剤をシスプラチンの前に投与すること。
> 本剤をシスプラチンの後に投与した場合、パク
> リタキセルのクリアランスが低下し、パクリタ
> キセルの血中濃度が上昇する。

タキソール®添付文書「相互作用-併用注意」より

▼ 例）ブドウ糖液 ⇔ ベバシズマブ

> 本剤とブドウ糖溶液を混合した場合、ベバシズ
> マブの力価の減弱が生じるおそれがあるため、
> ブドウ糖溶液との混合を避け、本剤とブドウ糖
> 溶液の同じ点滴ラインを用いた同時投与は行わ
> ないこと。

アバスチン®添付文書「適用上の注意-投与時」より

投与時間、投与速度

点滴静注、ボーラス（急速静注）、ワンショット、持続静注があります。**リポソーム化ドキソルビシン**や**分子標的薬**では、投与速度が速くなると過敏反応や**インフュージョンリアクション**が起こりやすくなります。

また、投与時間が長くなると副作用が増強する薬剤もあります。**リツキシマブ**のように段階的に投与速度が決められている薬剤や**セツキシマブ**、**ベバシズマブ**など初回と2回目以降で投与時間が異なる薬剤もあります。**パクリタキセル**では、1滴の大きさが生理食塩液などに比べ小さくなるため、滴数を増加させて投与します。

▼セツキシマブの例

> 10mg/分以下の投与速度で、初回投与時は2時間、2回目以降は1時間かけて静脈内注射すること。投与終了後は本剤投与時と同じ投与速度でラインを日局生理食塩液にてフラッシュすること。

アービタックス®添付文書
「用法・用量に関連する使用上の注意」より

投与後のフラッシュでも投与速度に注意が必要です。

▼ゲムシタビンの例

> 週1回投与を30分間点滴静注により行うこと。[外国の臨床試験において、週2回以上あるいは1回の点滴を60分以上かけて行うと、副作用が増強した例が報告されている。]

ジェムザール®添付文書「警告」より

60分以上かけて投与すると骨髄抑制が増強します。血管痛があっても投与時間の延長はできません。

レジメン審査

レジメンは、院内でレジメン審査されたあとに登録されます。がん腫ごとに標準治療もしくはそれに準ずる治療として、臨床試験によって確立されている治療をレジメンとして登録し、投与間隔や休薬期間を管理します。レジメンの作成は、医師・薬剤師が担当しますが、実際に投与する看護師がわかりやすく安全に投与できる視点（投与順序、投与時間、前投薬、輸液セットなど）が重要であるため、がん化学療法看護認定看護師やがん専門看護師も審査に加わっています。

溶解後の管理

　光分解や温度、溶解後の経過時間の影響で薬の
効果が減弱することがあります。

▼薬剤の安定性に影響する因子の例

影響因子	一般名	注意事項
光分解	シスプラチン	点滴時間が6時間を超える場合は遮光して投与する
	ダカルバジン	溶解後速やかに使用する 血管痛を予防する目的で点滴経路全般を遮光して投与する
温度	ゲムシタビン	溶液を冷蔵庫に保存すると結晶が析出することがある 15～30℃の室温で保存し24時間以内に使用する
溶解後の 経過時間	シクロホスファミド	ブドウ糖液は3時間、生理食塩液は6時間でpHが規格外となる
	エリブリン	室温で6時間以内、冷所で24時間以内に投与する
	アザシチジン	1時間以内に投与を終了する（皮下投与では冷蔵で8時間）
	アムルビシン	溶解後3時間を超えると分解物が増加するため使用には適さない
	ベンダムスチン	希釈後は3時間以内に投与する

出典：『抗がん剤調製マニュアル』（じほう）をもとに作成

投与方法

●投与経路
　末梢静脈、中心静脈、完全皮下埋め込み式ポート付きカテーテル（CVポート）、胸腔内、腹腔内、髄腔内、臓器内（膀胱）、動脈（肝臓）などの投与経路があります。

●輸液ポンプの使用
　リポソーム化ドキソルビシンや分子標的薬など、投与速度に注意が必要な薬剤では、輸液ポンプを使用することで一定の流量で正確に投与することができます。輸液ポンプには、薬剤の血管外漏出（皮下に漏れること）を検知する機能はないため、より刺入部の観察に留意する必要があります。輸液ポンプは施設基準に準じて使用します。

> 筆者が勤務する病院では、漏出時の皮膚障害の程度を考慮して、起壊死性抗がん剤やアントラサイクリン系抗がん剤の末梢静脈投与では輸液ポンプの使用を避けています。

輸液セットの選択

PVC（ポリ塩化ビニル）を柔らかくする目的で添加されているDEHP（フタル酸－2－エチルヘキシル）は、精巣毒性を有する環境ホルモンに指定されています。パクリタキセル、エトポシド、テムシロリムスなどでは、輸液セットとの接触によりDEHPが溶出するおそれがあるため**DEHPフリー**の輸液セット（DEHPを添加していないPVC製品、PVCフリーではない）を使用しなければなりません。

また、一部の薬剤では、結晶の析出や微粒子が認められることから**インラインフィルター**を使用します（下表）。

▼DEHPフリーの輸液セットの例

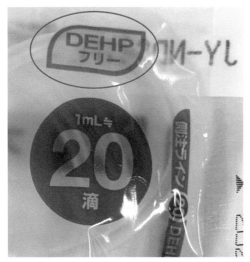

▼インラインフィルターの例

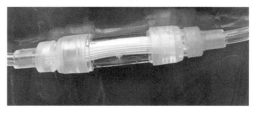

▼PVCフリーの輸液セットの例

品番：	**JY-PFS341F7**	
一般的名称：	自然落下式・ポンプ接続兼用輸液セット	
販売名：	**JMS輸液セット**	
PVCフリー	IVF SC3×1	
フリーロック	PB2 700mm	

> nab-パクリタキセルやリポソーム化ドキソルビシンでは、目詰まりを起こす可能性があるためインラインフィルターは使用できません。

▼インラインフィルターが必要な薬剤の例　　　　　　　※μm（マイクロメートル）＝μ（ミクロン）

一般名	輸液ラインの種類
パクリタキセル	0.22ミクロン以下のインラインフィルター（DEHPフリー）
カバジタキセル	0.2または0.22μmのインラインフィルター
トラスツズマブエムタンシン	0.2または0.22μmのインラインフィルター
パニツムマブ	0.2または0.22ミクロン のインラインフィルター
テムシロリムス	5μm以下のインラインフィルター（DEHPフリー）
ラムシルマブ	0.2または0.22ミクロンの蛋白透過型のフィルター
ニボルマブ	0.2または0.22μmのインラインフィルター
イピリムマブ	0.2～1.2ミクロンのインラインフィルター
ペムブロリズマブ	0.2～5μm以下のインラインフィルター

各薬剤の添付文書「用法・用量に関する使用上の注意」「適用上の注意」をもとに作成

投与スケジュール

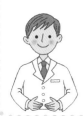

投与スケジュールには、連日投与（3〜5日間）、毎週投与（weekly）、隔週投与（bi-weekly）、3週ごと（tri-weekly）や4週ごとなどがあります。**コースまたはクール**と呼ぶ期間で区切っています。治療の初日をDAY1、その後の経過日に合わせて8日目ではDAY8と呼びます。初回の投与1日目は1コースDAY1となります。

単剤投与の場合

● GEM（ゲムシタビン）療法
（膵がん治療の例）

週1回3週連続（DAY1・8・15）投与、4週目（DAY22）休薬、4週間で1コースとなる。

GEM療法	1	2	3	4	5	6	7	8	9	10	11	12	13	14
ゲムシタビン（1000mg/m²）	☺							☺						

15	16	17	18	19	20	21	22	23	24	25	26	27	28
☺							休			4週ごと			

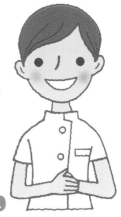

患者さんやそのご家族が治療全体のスケジュールを理解し、仕事やライフイベントを調整できるよう支援します。投与日を変更する場合に、休薬期間は短縮することができません。

先輩ナース

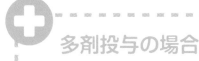

多剤投与の場合

　異なる作用機序を持つ薬剤を組み合わせて使用することで、抗腫瘍効果を増強させることを目的としています。より多くの種類の副作用が出現したり、増強しやすかったりするため、副作用管理に注意が必要です。

- **PTX（パクリタキセル）＋ラムシルマブ併用療法**
  （胃がん治療の例）
  パクリタキセル週1回3週連続（DAY1・8・15）投与、4週目（DAY22）休薬、ラムシルマブDAY1に投与、4週間で1コースとなる。

PTX＋ラムシルマブ併用	1	2	3	4	5	6	7	8	9	10	11	12	13	14
パクリタキセル（80mg/m²）	☺							☺						
ラムシルマブ（8mg/kg）	★													

15	16	17	18	19	20	21	22	23	24	25	26	27	28
☺							休			4週ごと			

- **S-1（エスワン）・CDDP（シスプラチン）療法**
  （胃がん治療の例）
  S-1：3週間（DAY1〜21）内服、2週間休薬、シスプラチンDAY8に投与、5週間で1コースとなる。

S-1・CDDP療法	1	2	3	4	5	6	7	8	9	10	11	12	13	14
S-1（80mg/m²）	●	●	●	●	●	●	●	●	●	●	●	●	●	●
シスプラチン（60mg/m²）								☺						

15	16	17	18	19	20	21	22	………………………	35
●	●	●	●	●	●	●	3週間内服／2週間休薬		
							5週ごと		

職業性曝露への対策

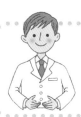

職業性曝露（以下、曝露）とは、物理的因子や化学的因子、作業条件により健康への有害な影響が現れたり、職業に従事するうえで疑われる物質や薬品にさらされたりすることです。

職業性曝露の危険性

がん薬物療法に携わる看護師は、薬剤の準備、投与、排泄物の取り扱いなど様々な場面で、曝露の危険性があります（次表）。

作業台やワゴン、点滴スタンド、パソコンのキーボードなども汚染されています。

▼HD曝露の経路と機会

	曝露の経路	実際の場面	
皮膚	・手袋を装着せずに素手で取り扱ったため皮膚に抗がん剤が付着	・点滴運搬 ・点滴管理 ・使用物品の廃棄	・排泄物の処理 ・リネン類の交換 ・経口剤の与薬
鼻	・マスクを装着せずにエアロゾルを吸入 ・安全キャビネットを使用せずに病棟内でHD調製	・HDの調製 ・点滴管理 ・使用物品の廃棄	・排泄物の処理 ・リネン類の交換
口腔	・手指衛生、含漱せずに経口摂取	・抗がん剤取り扱いエリア内での飲食、化粧、食品の保管	
針刺し	・穿刺時の針刺し	・点滴穿刺	・輸液ルートの差し替え

出典：『見てわかるがん薬物療法における曝露対策』（櫻井美由紀、医学書院、2016年）をもとに作成

ハザードドラッグ（Hazardous Drug：HD）

曝露によって健康への有害な影響をもたらすか、または疑われる薬品を**ハザードドラッグ**（以下HD）と呼びます。ヒトまたは動物に対して、右のリストのうち1つ以上に該当するものをHDとしています。HDの多くは抗がん剤ですが、抗ウイルス薬、ホルモン薬、免疫抑制剤なども含まれます。

❶発がん性
❷催奇形性
❸生殖毒性
❹低用量での臓器障害
❺遺伝毒性
❻HDに類似した化学構造および毒性プロファイル

ヒエラルキーコントロール

　ヒエラルキーコントロールとは、リスクマネジメントの概念であり、インシデントを回避し、安全・衛生のリスクを最小限に抑えるか、または排除する方法です（次図）。

　すべての医療従事者が正しい知識を持ち、適切な環境下で、正しく手技を実行し、曝露を低減するために組織全体で取り組むことが重要です。

▼リスクマネジメントの概念

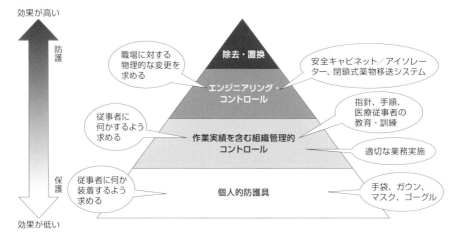

出典：『見てわかるがん薬物療法における曝露対策』（日本がん看護学会監修、医学書院、2016年）より

安全キャビネット／アイソレーター

　調製では、安全キャビネット（BSC）やアイソレーターを使用することで曝露や環境汚染を低減できます（次図）。

　クリーンベンチの内部は陽圧となっており、調製者に風流が向かっていくため、HDの調製には適していません。

▼BSCによる曝露や環境汚染の低減

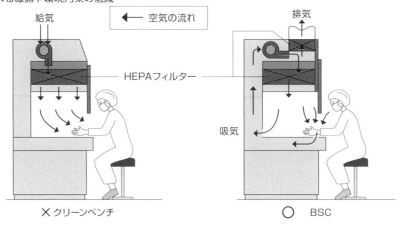

出典：『がん薬物療法における職業性曝露対策ガイドライン第2版』（日本がん看護学会、日本臨床腫瘍学会、日本臨床腫瘍薬学会、金原出版、2019年）

閉鎖式薬物移送システム

閉鎖式薬物移送システム（CSTD*）とは、薬剤を調製・投与する際に、外部の汚染物質がシステム内に混入することを防ぐと同時に、液状あるいは気化（エアロゾル化）したHDが外に漏れ出すことを防ぐ構造を持つ器具をいいます。2018年度の診療報酬改定で、悪性腫瘍に用いる注射薬でCSTD（診療報酬では「閉鎖式接続器具」と呼ぶ）を使用した際に、無菌製剤処理料の加算（180点）が認められました。しかし、投与管理におけるCSTD（次図）には加算がなく、費用の面から曝露対策が進みにくい現状があります。

▼投与管理で使用するCSTD

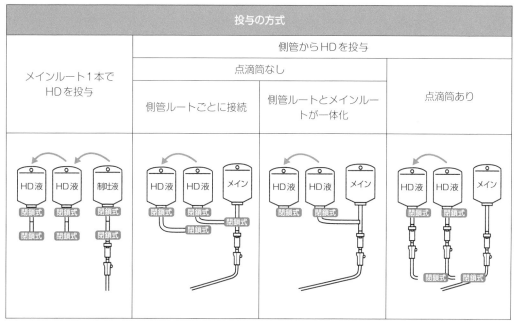

投与の方式			
メインルート1本でHDを投与	側管からHDを投与		
	点滴筒なし		点滴筒あり
	側管ルートごとに接続	側管ルートとメインルートが一体化	

出典：『見てわかるがん薬物療法における曝露対策』（日本がん看護学会、医学書院、2016年）

> 筆者が勤務する病院では揮発性の高い3剤より使用を開始しました。
> イホスファミド（イホマイド®）
> シクロホスファミド（エンドキサン®）
> ベンダムスチン（トレアキシン®）

＊CSTD　closed system drug transfer deviceの略。

個人防護具（PPE*）

手袋、サージカルマスク（N95マスク）、ガウン、保護メガネ（ゴーグル／フェイスシールド）、靴カバーなどが個人防護具（以下PPE）に含まれます（1つ目の表）。適切なPPEの使用によりHDの曝露を低減することが重要です（2つ目の表）。

なお、N95マスクとは、空気中に浮遊している直径0.3μm（マイクロメートル）以上の粒子を95%以上捕集するものをさします。

▼個人防護具（PPE）

PPE	推奨されている製品の特徴	交換頻度
手袋	ニトリル製、ラテックス製、クロロプレン製 パウダーフリー	30分ごとに交換する 汚染や破損時には速やかに交換する
マスク	N95基準に適合しているもの ※CSTD使用時はサージカルマスクも許容される	原則として単回使用とする
ガウン	低浸透性の繊維製 ポリエチレンでコーティングされたポリプロピレン製またはラミネート加工されたもの 長袖で袖口が絞られている後ろ開きのもの	2〜3時間ごとの交換を推奨する 汚染時には速やかに交換する 別業務への移行時（HD区域外）には外す 一度脱いだものは再利用しない
保護メガネ	プラスチック製、顔面にフィットするもの	フィルムのみを交換できるものもある

出典：『がん薬物療法における職業性曝露対策ガイドライン』（日本がん看護学会・日本臨床腫瘍学会・日本臨床腫瘍薬学会、金原出版、2019年）を参考に作成

▼作業内容に応じたPPEの選択

作業内容	手袋	マスク	ガウン	保護メガネ
調製時	2枚	N95マスク ※1	装着＋キャップ	装着
点滴運搬（専用容器使用）	1枚	—	—	—
点滴投与	2枚	N95マスク ※1	装着	装着
排泄物／体液の処理 汚染されたリネン （最低48時間）	1枚	サージカルマスク （フェイスシールドマスク ※2）	装着 （液体物質の浸透を妨げるものなら可）	※2
汚染のないリネン	1枚	サージカルマスク		
薬剤がこぼれたとき	2枚	N95マスク	装着＋靴カバー	装着

※1 CSTD使用時はサージカルマスクも許容される
※2 飛散の可能性がある場合にはフェイスシールドを選択する

出典：『がん薬物療法における職業性曝露対策ガイドライン』（日本がん看護学会・日本臨床腫瘍学会・日本臨床腫瘍薬学会、金原出版、2019年）を参考に作成

＊PPE　personal protective equipmentの略。

体液・排泄物の処理（HD投与後最低限48時間）

　HDを投与した患者の血液や尿、便、吐物、多量の汗などの体液や排泄物には、最低限48時間はHDが含まれています。そのため、これらの処理や汚染されたリネン類を取り扱う際には曝露への対策が必要となります。汚染されたリネン類の処理は、施設基準に準じて行います。

　家庭において家族や介護者が取り扱う場合には、使い捨てのガウンと手袋を使用すること、2回洗濯することが推奨されています。1回目は、他の洗濯物とは別にして通常の洗剤で予洗いし、2回目は他のものと一緒に通常どおり洗濯します。

PPEの外し方

　PPE表面はHDで汚染されている可能性があります。表面が直接皮膚や周囲に接触しないように注意しながら、中表にして外します。二重の手袋を使用している場合は、内側の手袋は最後に外します。

❶手袋 ➡ ❷保護メガネ（ゴーグル／フェイスシールド）➡ ❸ガウン ➡ ❹マスク

　アルコールベースの速乾性手指消毒剤はHDによる汚染を揮発させる可能性があるため、手洗い後に使用します。排泄物の処理（投与後48時間）やスピル時にも、アルコール清拭は水拭き、乾拭きのあとで行うようにしてください。

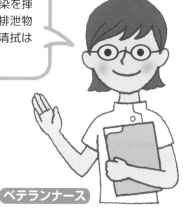

ベテランナース

点滴管理における曝露

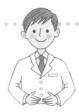

HDの点滴管理時には、様々な曝露の機会があります。適切なPPEを使用することと、投与時の手技や終了後の廃棄物処理を正しく行うことが重要です。ここではCSTDを使用していない場合について説明します。

HD運搬

調製済みのHD輸液パックはジッパー付きプラスチックバックに入れて専用容器で運搬します。運搬者も必ず手袋を装着します。

▼専用容器（プラスチックケース）の例

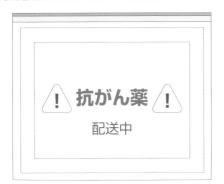

▼ジッパー付きプラスチックパックの例

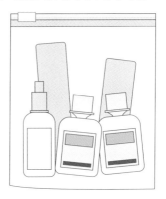

プライミング

輸液セットはロック式を使用し、HD以外の輸液でプライミング（輸液セットに輸液を満たすこと）します。

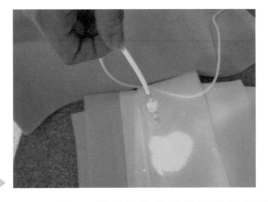

発光する液体を抗がん剤に見立てた例 ▶

HD輸液バック交換

全過程でPPEを装着します。内側の手袋はガウンの中、外側の手袋はガウンの外に装着します。目の高さよりも低い位置で操作します。

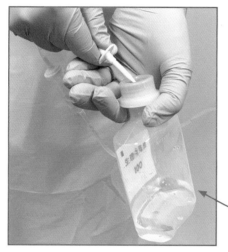

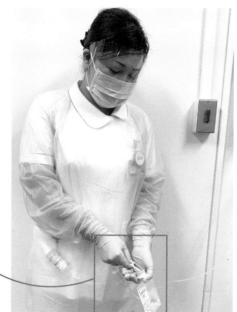

バックプライミング

HDの輸液バックを下げて生理食塩液を逆流させます。バックプライミングが終了したらHDを流します。

バックプライミングを行うことでHDでのプライミングによる曝露を低減できます。

▼バックプライミングの例

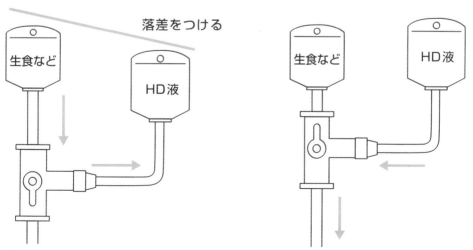

出典:『がん薬物療法における職業性曝露対策ガイドライン』(日本がん看護学会・日本臨床腫瘍学会・日本臨床腫瘍薬学会、金原出版、2019年)より

輸液終了

　HD終了後は生理食塩液などで輸液セット内の洗い流し（ウォッシュアウト）をします。HDバックと輸液セットの接続は外さないようにします。

▼発光する液体を抗がん剤に見立てた例

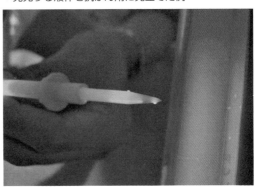

廃棄物処理

　汚染の可能性のあるPPEなど、すべての使用物品はジッパー付きプラスチックバックに入れて専用の廃棄容器に廃棄します。PPEは表面が汚染している可能性があるため、中表にして外します。その後、手洗い、うがいをします。アルコールベースの速乾性手指消毒剤は手洗い後に使用します。

▼廃棄容器の例

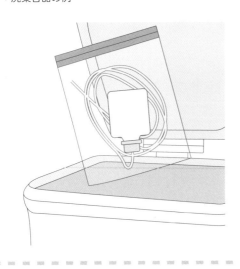

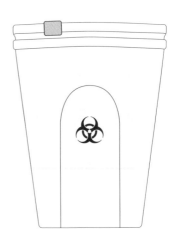

経口薬の内服管理における曝露

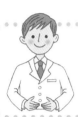

経口HDは、患者自身で薬剤に触れないように内服してもらうことが原則です。錠剤の粉砕や脱カプセルは、基本的には行わず、必要な場合には安全キャビネット内で実施します。

内服管理における曝露予防

　患者自身で内服する際にも、HDに直接触れないように注意し、一重の手袋を使用するよう指導します。

　HDに直接触れる場合には二重の手袋が必要となります（次表）。内服介助後は、点滴管理と同様にPPEなどの使用物品を廃棄し、流水下で手洗いをします。

▼内服介助時のPPEの選択

	手袋	マスク	ガウン	保護メガネ
錠剤・カプセル	2枚	—	—	—
液体	2枚	サージカルマスク	装着	装着
散剤 簡易懸濁法・経管注入	2枚	N95マスク	装着	装着

出典：『がん薬物療法における職業性曝露対策ガイドライン』（日本がん看護学会・日本臨床腫瘍学会・日本臨床腫瘍薬学会、
　　　金原出版、2019年）を参考に作成

簡易懸濁法の手順

　経管注入などで経口HDの錠剤やカプセルを溶かす場合には、簡易懸濁法（次図）を用います。その際には、希釈や溶解による影響や栄養剤との相互作用などを薬剤師に確認します。懸濁時や注入時には、飛散や漏出の危険があるため、二重手袋、N95マスク、ガウン、保護メガネを装着します。簡易懸濁法の手順は次のとおりです。

❶吸水性シートの上で錠剤やカプセル剤をシリンジ（30mLなど大きいもの）に入れます。
❷紙コップに約55℃の微温湯（びおんとう）を準備しシリンジで約20mL吸います。
❸シリンジにキャップをして撹拌（かくはん）します。

❹10分程度放置して再度撹拌します。
❺崩壊していることを確認して服用させます。
❻経管注入では投与後に水でフラッシュします。
❼使用したものはすべてジッパー付きプラスチックバックに入れ、専用容器に廃棄します。

▼簡易懸濁法

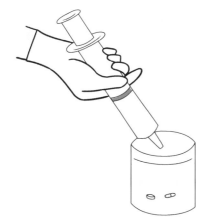

市販されている内服簡易懸濁容器もあります。

出典：『見てわかるがん薬物療法における曝露対策』（日本がん看護学会監修、医学書院、2016年）を参考に作成

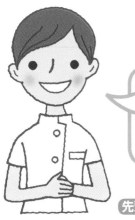

HDの経管注入時には飛散の危険性を低減するため、シリンジと経管チューブの接続部をガーゼなどで覆いながら注入します。注入前に抵抗がないことを確認し、注入中にもゆっくり注入します。

先輩ナース

薬剤曝露時の対応

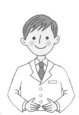

こぼれ（以下、**スピル**）とは、数滴以上の漏れを指します。HDを取り扱うすべての医療従事者は、HDのスピル時の対処について適切な訓練を受けなければなりません。また、医療従事者が汚染した場合に備えて、洗眼液（眼に入ったとき）や石鹸（皮膚に付着したとき）を準備しておきます。汚染された部位はただちに洗浄し、施設の指針に従って速やかに受診します。

スピルキット

HDを取り扱うすべての場所には、スピル時に使用する物品（スピルキット）を準備しておきます。同等のものをセット化（右の図）しても代用できます。

▼スピルキットの内容
・PPE一式＋帽子＋シューズカバー
・吸収シート（オムツでも代用可）
・ジッパー付きプラスチックバック
・ディスポーザブルタオル
・洗眼用生食　　など

▼セット化の例

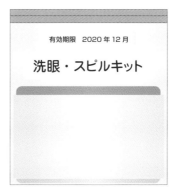

有効期限　2020年12月

洗眼・スピルキット

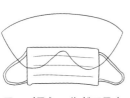

フェイスシールドマスク

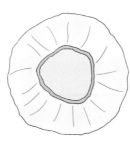

帽子

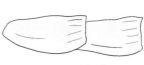

シューズカバー

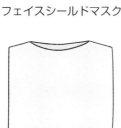

ガウン

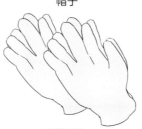

手袋2枚

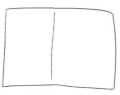

吸収シート

HDのスピル時の対応

▼筆者が勤務する病院で使用している対応フローシート

こぼれた区域に、こぼれ処理を行う者以外近づかないようにまわりに周知する。

処理担当者はPPEを取り出し装着する。

PPE：N95マスク、保護メガネ、
手袋（二重）、帽子、ガウン、
シューズカバー

吸水性シートや拭き取り用のタオルを用い、外側から内側に向かってこぼれた抗がん剤を拭き取る。凍結乾燥品は湿らせたキッチンペーパーなどで覆うなどして、飛散させないようにする。ガラス破片があれば清掃用具で注意深く除去する。

| アルカリ化処理が必要な薬剤（下表参照） | アルカリ化処理が必要ない薬剤 |

次亜塩素酸Na（ピューラックス®）を染み込ませたディスポーザブルタオルなどでこぼれた区域を拭く。

こぼれた区域を数回水拭きし、最後に乾拭きする。

ガラス破片を除去する際に使用した清掃用具は次亜塩素酸Naで洗浄し、水洗いする。
PPEを外し、チャック付きビニール袋に入れて専用容器に廃棄する。

※PPEの表面が汚染している可能性があるため、
表面が直接皮膚に接触しないよう中表にして外すこと。

▼アルカリ化処理が必要な薬剤

アクラシノン	アドリアシン	アルケラン	イダマイシン
イホマイド	エンドキサン	ギリアデル	ダウノマイシン
ドキシル	ドキソルビシン	ドセタキセル	ハイカムチン
ピノルビン	ファルモルビシン	ブレオ	マイトマイシン
メソトレキセート	ラステット		

注意）薬剤名は商品名で記載している。
出典：筆者が勤務する病院の化学療法安全運用委員会の許可を得て掲載

血管外漏出の予防

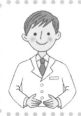
抗がん剤が血管外へ浸潤あるいは漏れ出ることを**血管外漏出**（extravasation：EV）と呼びます。血管外漏出により発赤、腫脹、疼痛、灼熱感、びらん、水疱、潰瘍、壊死などの組織傷害（次図）が生じることがあるため、予防と早期発見が重要となります。

▼組織傷害

疼痛、発赤、腫脹、灼熱感
肉眼的にはわかりにくいこともある
数日後に気づくこともある

↓

水疱、びらん
7〜10日が皮膚障害のピーク

↓

潰瘍、壊死
潰瘍は2〜3カ月かけて拡大

▼発赤、疼痛
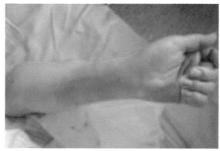

▼水疱
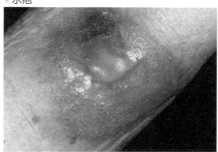

▼硬結、壊死
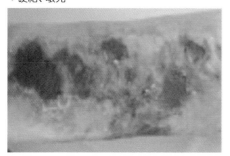

▼びらん
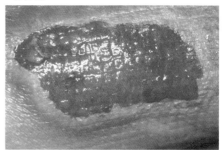

出典：キッセイ薬品ホームページ「抗がん剤の血管外漏出の予防と対応ガイド」より

血管外漏出による組織侵襲に基づく分類

● **起壊死性抗がん剤 (vesicant drug)**
　薬剤が漏れ出たときに、水疱や潰瘍をもたらす可能性のある薬剤です。組織傷害や組織壊死のような重度の副作用が生じる可能性があります。

● **非壊死性抗がん剤 (non-vesicant drug)**
　薬剤が漏れ出たときに、組織が傷害を受けたり破壊されたりする可能性は非常に低いといわれている薬剤です。皮下投与や筋肉内投与が可能なものもあります。

● **炎症性抗がん剤 (irritant drug)**
　注射部位やその周囲、血管に沿って痛みや炎症が生じる可能性のある薬剤です。多量の薬剤が漏出した場合には潰瘍をもたらす可能性もあります。

▼血管外漏出による組織侵襲に基づく分類（※はアントラサイクリン系抗がん剤）

起壊死性抗がん剤	炎症性抗がん剤	非壊死性抗がん剤
ドキソルビシン　　※	リポソーム化ドキソルビシン　※	ブレオマイシン
ダウノルビシン　　※	アクラルビシン　　　※	シタラビン
イダルビシン　　　※	ドセタキセル	メトトレキサート
エピルビシン　　　※	シスプラチン	ニムスチン
アムルビシン　　　※	カルボプラチン	アザシチジン
ピラルビシン　　　※	オキサリプラチン	分子標的薬　　　　など
マイトマイシンC	ネダプラチン	
アクチノマイシンD	シクロホスファミド	
ミトキサントロン	イホスファミド	
ビンブラスチン	ダカルバジン	
ビンクリスチン	エトポシド	
ビンデシン	ノギテカン	
ビノレルビン	フルオロウラシル	
パクリタキセル　　など	ゲムシタビン	
	イリノテカン	
	ベンダムスチン	
	nab-パクリタキセル	
	トラスツヅマブエムタンシン	
	ボルテゾミブ	
	ペメトレキセド　　　　など	

出典：『がん診療レジデントマニュアル第8版』（国立がん研究センター内科レジデント、鶴岡健二郎、医学書院、2019年）を参考に作成

血管外漏出の危険因子

血管外漏出は、穿刺や静脈カテーテルによる刺激、抗がん剤自体の血管内皮細胞への刺激、患者側の要因に関連した血管の脆弱性、**輸液ポンプ**や急速静注（ボーラス）の加圧などの要因で発生します。中心静脈ラインやCVポートでも漏出は起こります。

> 筆者が勤務する病院では、漏出時の皮膚障害の程度を考慮して、起壊死性抗がん剤やアントラサイクリン系抗がん剤の末梢静脈投与では輸液ポンプの使用を避けています。

▼ 血管外漏出の危険因子

静脈構造	全身状態
☐ 高齢者（血管の弾力性や血流量の低下） ☐ 血管が細くてもろい ☐ 輸液等ですでに使用中の血管ルート ☐ 抗がん剤を反復投与している血管 ☐ 同一血管での穿刺のやり直し	☐ 栄養不良 ☐ 糖尿病や皮膚結合組織障害などの罹患 ☐ 肥満（静脈の確認が難しい） ☐ 四肢の循環障害（浮腫）を伴う患者 　（上大静脈症候群、腋下リンパ節郭清後など） ☐ 知覚低下、感覚麻痺（しびれなど）
穿刺部位	**その他**
☐ 関節運動の影響を受けやすい部位 ☐ 腫瘍浸潤部位の血管 ☐ 創傷瘢痕を伴う部位（シャント部位） ☐ 24時間以内に注射した部位より遠位側 　（前回穿刺部位での漏出）	☐ 頻回の薬物療法（未使用の静脈が少ない） ☐ 多剤併用療法 ☐ 放射線治療を受けた部位の静脈 　**（リコール現象）** ☐ 意識障害（鎮静・傾眠・脳血管障害） ☐ コミュニケーションの支障 　（小児、認知機能低下、精神疾患など）

出典：『がん診療レジデントマニュアル第8版』（国立がん研究センター内科レジデント、鶴岡健二郎、医学書院、2019年）を参考に作成

末梢静脈ラインの確保

　末梢静脈ラインは、なるべく太く軟らかい弾力のある血管を選択します。手背や手関節、肘関節部位は留置針が曲がったり移動しやすかったりするため、血管外漏出のリスクが高くなります。また、漏出した場合には、神経、腱、筋肉組織に広がりやすく、機能障害が生じるリスクが高くなります。

　留置針は、静脈壁の損傷を起こさないために細いゲージのものを選択します。留置後24時間以上経過した末梢静脈ラインは、時間の経過とともにカテーテルに関連した炎症が発生しやすくなるといわれており、筆者が勤務する病院では7日までの使用としています。静脈の正常な構造性が減弱していると疑われる場合には、他のラインを確保します。刺入部の固定にあたっては、包帯や固定ネットなどで刺入部を覆うのではなく、観察が可能なように透明なドレッシング剤を使用します。

▼刺入部の固定の例

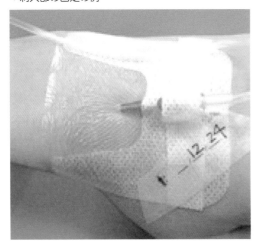

_{column}

シェアード・ディシジョンメイキング

　インフォームド・コンセント（IC*）とは、「患者本人が、医療行為に関して必要な正しい情報を十分に提供され、その情報を正しく理解、熟考したうえで、自発的に意思決定をすること」です。しかし、実際には、「医師が一方的に伝え、患者の承諾を得る」という誤ったICが行われている現状もあります。患者-医師間の良好なコミュニケーションを保つことは、信頼関係の構築、患者の治療や病状の理解、治療の満足度に大きく影響するといわれています。シェアード・ディシジョンメイキング（SDM*）は、「意思決定の共有」であり、患者さんやご家族の希望を聞き、コミュニケーションをとりながら、患者さんの納得のいく治療方針を一緒に決めていくことを意味します。

＊IC　　Informed Consentの略。
＊SDM　Shared Decision Makingの略。

血管外漏出の早期発見

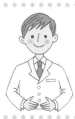
定期的に症状の観察を行うことで、早期発見に努めます。また、症状の観察においては、患者自身からの早期の訴えが重要です。がん薬物療法を受ける患者には、患者自身が症状を観察し、異常を速やかに報告できるよう患者指導を行う必要があります。

薬剤投与中の看護のポイント

抗がん剤投与中は刺入部を過度に動かさないようにしてもらいます。

トイレは抗がん剤投与前に済ませるよう声をかけます。投与中にトイレに行く場合には、前後で刺入部を観察し、漏出徴候がないことを確認します。

▼血液の逆流確認

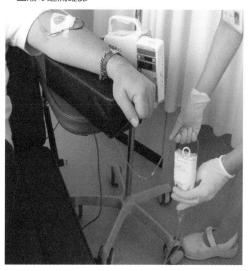

❶刺入部の発赤・腫脹・疼痛 (灼熱感)・違和感を確認し記録します (著者の勤務先では30分おき)。

❷**末梢静脈ラインの開通性**は、自然滴下と血液の逆流の有無をチェック (右の写真) することにより、投与前および投与中1時間おきに確認して記録します。

❸**起壊死性抗がん剤**使用時には、血液の逆流がなければ他のラインへ変更します。**輸液ポンプ**は施設基準に沿って使用します。

❹自然滴下がない、または起壊死性抗がん剤使用時に遅延する場合には他のラインへ変更します。

❺他のラインへ変更したときには、その理由を記録します。

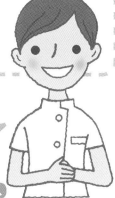

血液の逆流はクレンメを開いたまま輸液 バックを下げることで確認できます。
血液の逆流があっても血管外漏出が生じる可能性はあります。

先輩ナース

血管外漏出と静脈炎、フレア反応

　血管外漏出に類似した症状として静脈炎とフレア反応があります。**パクリタキセルやドセタキセル、ドキソルビシン、エピルビシン**では、過去に血管外漏出を起こして治癒した部位にも再度皮膚障害が生じること（リコール現象）が報告されています。

　放射線照射部位の**リコール現象**は、**ドキソルビシン、フルオロウラシル、パクリタキセル、ドセタキセル、ゲムシタビン、セツキシマブ**で報告されています。

> フレア反応は、血管周囲の一過性の過敏反応で、ドキソルビシンでは３％の発症報告があります。

▼血管外漏出、静脈炎、フレア反応の症状と対応

	血管外漏出	静脈炎	フレア反応
痛み	激痛、灼熱感、違和感	あり	ほとんどない、掻痒感
発赤	常時発生するわけではない。漏出が深部の場合は観察できない	静脈に沿って赤みや黒ずみが出ることがある	即時型の紅斑もしくは線状痕が出現、数分で消失する
腫脹	漏出が表在性の組織であるほどより容易に観察できる	静脈の怒張がみられることがある	ほとんどない 膨隆疹が静脈に沿って出現することがある
自然滴下	なし（または遅延）	あり	あり
血液の逆流	なし	あり （まれに血管収縮によりなし）	あり
対応	（「血管外漏出時の対応」参照）	・局所の冷庵法 ・副腎皮質ステロイド外用薬の塗布 ・鎮痛剤	・生理食塩液のフラッシュ ・局所の冷庵法 ・副腎皮質ステロイド外用薬の塗布

出典：国立がん研究センター「内科レジデントに学ぶがん薬物療法看護スキルアップ」より改編

▼静脈炎　　　　　　　　　　　▼フレア反応

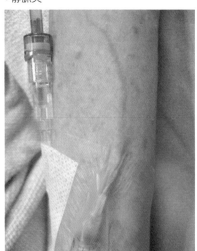 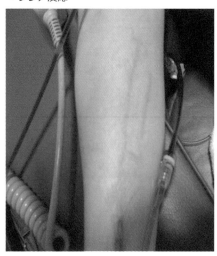

出典：キッセイ薬品ホームページ「抗がん剤の血管外漏出の予防と対応ガイド」より

薬剤のpHと浸透圧

正常な血清pHは7.35～7.45とされています。薬剤のpHや浸透圧など血管内皮細胞への刺激により静脈炎のリスクが高くなります（次表）。**ゲムシタビン**は高浸透圧（浸透圧比＊2～3）の薬剤であり、血管痛が生じやすくなります。

ベンダムスチン（トレアキシン®）で約30%、**ビノレルビン（ナベルビン®）**で12～18%の確率で静脈炎が出現するとされています。

▼静脈炎を起こしやすい薬剤

	薬剤名	pH		薬剤名	pH
pH＞8.0（アルカリ性）	フルオロウラシル	pH 8.2～8.6	pH＜4.1（酸性）	オキサリプラチン エトポシド ダカルバジン カバジタキセル ドセタキセル ビノレルビン ゲムシタビン ベンダムスチン シスプラチン	pH 4.0～7.0 pH 3.5～4.5 pH 3.0～4.0 pH 3.0～4.0 pH 3.0～4.5 pH 3.3～3.8 pH 2.7～3.3 pH 2.5～3.5 pH 2.0～5.5

各薬剤の添付文書をもとに作成

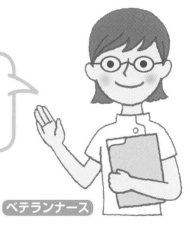

ビノレルビン（ナベルビン®）では、使用上の注意として「10分以内で投与すること」「投与後は補液などで薬液を十分に洗い流すこと」が添付文書に記載されています。

ベテランナース

▼血管痛の原因と対策

薬剤名	原因	対策
ゲムシタビン	高浸透圧	刺入部の温罨法
ダカルバジン	光分解による発痛物質の生成	すべての点滴投与経路の遮光
オキサリプラチン	寒冷刺激による急性末梢神経障害	刺入部から周囲にかけての温罨法

＊**浸透圧比**　生理食塩液との比較。

薬剤投与後の看護のポイント

投与終了日には異常がなくても数日～数週間後に症状が出現する可能性もあります。漏出の徴候がないことを確認し、必ず記録に残しておきます。

❶投与終了後は、曝露や血管外漏出の予防を目的に生理食塩液などでフラッシュします。

❷抜針後は穿刺部を5分程度十分に圧迫し、止血したことを必ず確認します。

❸帰宅後も投与部位の発赤・腫脹・疼痛などの症状を継続して観察するよう、患者・家族に指導します。

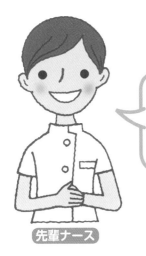

抗凝固剤を内服したり、抗がん剤の副作用で血小板が減少していたりする患者さんもいます。止血が不十分で皮下出血を起こした場合、抗がん剤が漏出する可能性も否定できません。

column

高齢者のがん治療

高齢者のがん治療では、生存期間の延長だけでなく、QOL（生活の質）の維持が重視されます。一般には前期高齢者が65～74歳、後期高齢者が75歳以上（がん薬物療法の臨床試験では65歳、70歳、75歳以上を高齢者と設定していることが多い）とされています。実際には高齢者でも臓器機能やPSが良好であれば薬物療法は可能です。しかし、高齢者には、加齢に伴う臓器機能や身体機能（ADL）、認知機能の低下があることや、複数の疾患を抱え、内服している薬も多いことから副作用が強く現れる可能性が高くなります。また、経口抗がん剤による治療では、認知機能の低下などで服薬管理が困難な場合には、副作用の初期対応が不十分なことで重篤化しやすくなります。高齢者では、必ずしも標準治療が「最善の治療」ではなく、生活環境も含めた患者背景をアセスメントして治療を選択します。

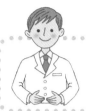

血管外漏出時の対応

発生時にはすぐに対応できるようマニュアルや手順書を準備しておく必要があります。

看護記録

看護記録には、右のリストの内容を記載します。

- ・薬剤名
- ・回数（〇コース目）
- ・投与時間
- ・注入された量
- ・部位と症状、範囲（〇×〇cm）
- ・漏出までの経緯
- ・処置内容
- ・医師の説明と患者の反応
- ・帰宅後の注意点

デクスラゾキサン（サビーン®）

アントラサイクリン系抗悪性腫瘍剤の血管外漏出の治療に用いられます。血管外漏出後6時間以内に投与を開始し、同時間帯に3日間連続で点滴します。副作用には、骨髄抑制、悪心・嘔吐、発熱、注射部位の疼痛などがあります。薬価が高額であること、入院期間の延長または通院回数の増加を伴うことなど、患者に十分な説明をして同意を得たうえで使用します。

▼筆者が勤務する病院で使用している対応フローシート

薬剤投与を中止する／針はすぐには抜かない ← 漏出した薬剤は何か？

↓

シリンジで薬剤をできる限り吸引 ← ＜必ず多職種で確認＞
医師・薬剤師・看護師

↓

漏出部位の写真撮影／漏出範囲をマーキング／
局所を挙上／患部を冷やす or 温める

↓

壊死性薬剤

ステロイド軟膏塗布　　　　　**炎症性薬剤**　　　**非炎症性薬剤**

皮膚科受診（必須）　　　　　ステロイド軟膏塗布　　経過観察

アントラサイクリン系の場合

サビーン®投与（6時間以内）

Vesicant drug (起壊死性抗がん剤) 皮膚壊死・潰瘍を起こす可能性が高い		Irritant drug (炎症性抗がん剤) 炎症を起こす	Non-vesicant drug (非壊死性抗がん剤) 強い炎症は生じにくい
アントラサイクリン系	アントラサイクリン系以外の薬剤	アブラキサン	アリムタ
アクラシノン	コスメゲン	アルケラン	アドセトリス
イダマイシン	ジェブタナ	アクプラ	アラノンジー
カルセド	ドセタキセル	イホマイド	オプジーボ
ドキシル	トレアキシン	エンドキサン	コホリン
ドキソルビシン塩酸塩	パクリタキセル	カドサイラ	サンラビン
ノバントロン	マイトマイシン	カンプト	トーリセル
ファルモルビシン	マイロターグ	キロサイド	トリセノックス
ピノルビン	ヨンデリス	サイメリン	ニドラン
		ゲムシタビン	ハラヴェン
		シスプラチン	フルダラ
		ダカルバジン	ベルケイド
冷やす		テモダール	メソトレキセート
		ハイカムチン	ロイスタチン
		パラプラチン	ロイナーゼ
		ビダーザ	分子標的治療薬
		5-FU	
		ブスルフェクス	
		ブレオ	
温める	エクザール	エルプラット	
	オンコビン	ラステット	
	ナベルビン		
	フィルデシン		

注意）薬剤名は商品名で記載しており、血管外漏出による組織侵襲に基づく分類において前掲の「血管外漏出による組織侵
襲に基づく分類」（表）とは異なる部分がある。
出典：筆者が勤務する病院の化学療法安全運用委員会の許可を得て掲載

CVポートの管理

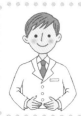
完全皮下埋め込み式ポート付きカテーテル（以下CVポート）は、カテーテルを体内に留置することで、安全かつ簡便に繰り返し使用することができます。治療期間や使用する薬剤の特性（高カロリー輸液や起壊死性抗がん剤など）、患者の血管の状態により総合的に判断して選択します。

➕ CVポートの構造

CVポートは、中心静脈（CV：central venous）に留置する**カテーテル**とそのカテーテルが接続されている**ポート**から構成されています（下の左図）。ポートの中心には、圧縮シリコンゴムからなる「セプタム」があり、ここに専用針を穿刺して使用します。専用針は、コアリング（シリコンゴムを削り取ること）が少ないため、約2000回のセプタムへの穿刺が可能です（下の右図）。通常、上腕や前胸部に造設されます。留置した当日から使用することもできますが、浮腫や血腫で針が浮いてしまうことがあるため注意が必要です。

▼専用針（ヒューバー針）

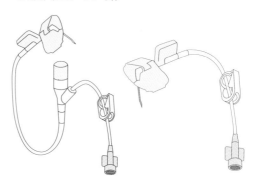

▼CVポートの構造

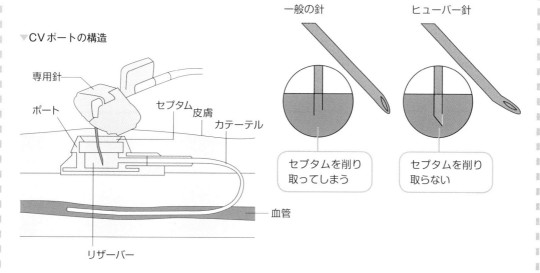

専用針
ポート
セプタム　皮膚
カテーテル
血管
リザーバー

一般の針　　　ヒューバー針

セプタムを削り取ってしまう　　セプタムを削り取らない

出典：メディコン化学療法サポート　http://chemo-support.jp/medical-apparatus/huber-needle.html

ヒューバー針の選択

　ヒューバー針は、各製品のセプタムの高さと皮下組織の厚さ（一般的には＋4～5mm）で選択します。短すぎると皮下脂肪で圧迫された反動で針が抜けることがあります。逆に長すぎるとぐらつきが生じ、セプタムや基底部を破損するおそれがあります。

　通常は22Gを使用しますが、採血や輸血では、溶血を防ぐため20Gを使用します。ヒューバー針の交換頻度は週に1回が推奨されています。穿刺部の皮膚消毒には、0.5％以上のクロルヘキシジンアルコール、10％ポビドンヨード、70％アルコールのいずれかを使用します。耐圧型のCVポートで造影剤の高圧注入をする際には、耐圧型の穿刺針とセットで使用します。

カテーテルの種類

●オープンエンドタイプ（先端開口）
　血液の逆流が生じて凝血によるカテーテルの閉塞が起こりやすいため、注入終了後にヘパリン加生食での陽圧ロック（シリンジの内筒を押しながら圧をかけた状態でロックすること）が必要です。ヘパリン加生食は100単位／10mLのシリンジ製剤を使用します。

●グローションタイプ（逆流防止弁付き）
　薬液注入時には弁が開きますが（図）、通常は弁が閉じていて血液の逆流がないため、ヘパリン加生食の代わりに生理食塩液（生食）を用いることもできます。強い陰圧により弁が逆に開くため採血も可能です。

▼グローションタイプの3ウェイバルブ

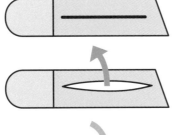
閉鎖 (Closed)
静止状態 (Neutral Pressure)

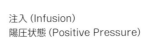
注入 (Infusion)
陽圧状態 (Positive Pressure)

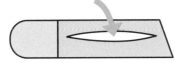
吸引 (Aspiration)
陰圧状態 (Negative Pressure)

出典：『中心静脈ポートの使い方＜改訂第2版＞』（荒井保明他著、南江堂、2014年）

ドレッシング剤の選択

　ドレッシング剤としては、観察しやすいよう半透過性の滅菌透明ドレッシング剤を使用します。交換頻度は1週間ですが、湿潤や汚染、剥がれなどの場合には適宜交換します。

　テープかぶれのある場合は、ガーゼ付きドレッシング剤や滅菌ガーゼによる保護、アルコールフリーの皮膚被膜剤の使用を検討します。ガーゼ付きドレッシング剤や滅菌ガーゼの場合は、2日おきの交換が必要となります。穿刺部の観察ができず翼部の固定も不十分なため、漏出に十分な注意が必要です。ドレッシング剤とガーゼではCRBSI（カテーテル関連血流感染）のリスクに差はないといわれています。

カテーテルの開通性

　血液の逆流は、カテーテル内での血栓の形成、閉塞の原因となることがありますが、カテーテルの開通性を確認する意味で推奨されています。**グローションタイプ**（逆流防止弁付き）では吸引の際に強い圧をかけると弁が破損することがあります。

　カテーテルの先端が血管壁に張り付いている場合には、深呼吸や体位変換により血液の逆流が可能となる場合があります。**フィブリンシース**（カテーテルのまわりに蛋白様物質が析出し、カテーテルを包み込んでしまう現象）では、「注入はできても吸引ができない」ということがあります。

薬剤注入の異常

●滴下不良の原因

　ヒューバー針がポート内腔に達していない、ポートやカテーテルの閉塞、カテーテルのキンク（屈曲）、カテーテル先端部の血栓が疑われます。カテーテルのキンクの場合は、ポート周囲を進展させたり、体位を変換（臥位より坐位へ、腕を挙上）させたりすることにより滴下良好となることがあります。フィブリンシースでは、用手的注入や輸液ポンプによる注入はできることがあります。

●薬液漏れの原因

　ヒューバー針が正しく穿刺されていない（抜けている）、カテーテルの閉塞、ポートやカテーテルの皮下での破損、フィブリンシース、カテーテルの皮下への抜出が疑われます。

フラッシュの方法

　薬剤注入後や輸血・採血などで血液を逆流させたとき、長期間使用しない場合にはフラッシュが必要となります（下の表）。パルシングフラッシュ（シリンジの内筒を押す・止めるを繰り返し、2〜4回に分けて注入）では、波動を起こしてフラッシュすることで、ポートとカテーテル壁の洗浄効果を高めることができます（次図）。セプタムに圧がかかり破損することがあるため、10mL以上のシリンジの使用が推奨されています。

▼ パルシングフラッシュ

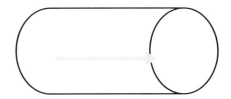

通常のフラッシュ

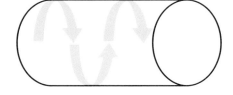

パルシングフラッシュ

出典：『チームCVポート実践テキスト』（辻靖 監修、先端医学社、2016年）を参考に作成

▼ フラッシュの方法

	グローションタイプ	オープンエンドタイプ
薬剤注入後	生食（ヘパリン加生食）10mL	生食10ｍL後にヘパリン加生食5mL
血液を引き込んだ場合	生食（ヘパリン加生食）20mL	生食20ｍL後にヘパリン加生食5mL
長期間使用しない場合（4週に1回）	生食（ヘパリン加生食）5mL ※パワーポート®は90日に1回	ヘパリン加生食5mL

出典：『チームCVポート実践テキスト』（辻靖 監修、先端医学社、2016年）を参考に作成

過敏反応、インフュージョンリアクションの症状

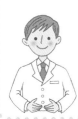

過敏反応（アレルギー反応）やインフュージョンリアクションは、発症後、急速に悪化することがあるため、薬剤の特徴に応じてモニタリングや観察を行います。筆者が勤務する病院では、血管外漏出の観察と同様に30分おきに症状を観察しています。また、症状の観察においては、患者自身からの早期の訴えも重要となります。「なんとなく変」と感じるような、ささいな体調の変化を見逃さず、速やかに報告してもらえるよう患者指導を行います。

過敏反応（同義語：アレルギー反応）

特異アレルゲンに接触することによって生じる局所または全身の過剰な反応で、30分以内に発症することが多いといわれています。Ⅰ型過敏症（即時型）の過剰な免疫反応をアナフィラキシー、血圧低下を伴う末梢循環不全による重篤な状態を**アナフィラキシーショック**と呼びます。Ⅰ型過敏症は、再投与で重症化します。

インフュージョンリアクション（IR：infusion reaction）

分子標的薬である**抗体薬**の投与時に起こる悪寒・発熱・頭痛や過敏反応と類似した症状を**インフュージョンリアクション**（投与時反応ということもある）と呼びます。インフュージョンリアクションは、初回投与時に多く、投与後数分〜24時間で出現します（次ページの表）。症状が起こっても、多くの場合は減速したり前投薬を再投与したりすることで、治療が可能となります。

▼抗体薬の構造

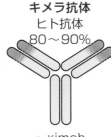

キメラ抗体
ヒト抗体
80〜90%

〜ximab
例：リツキシマブ
セツキシマブ

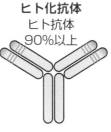

ヒト化抗体
ヒト抗体
90%以上

〜zumab
例：トラスツズマブ
ベバシズマブ

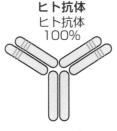

ヒト抗体
ヒト抗体
100%

〜umab
例：パニツムマブ

出典：『まるごとわかる！がん』（元雄良治、南山堂、2017年）

▼過敏反応を起こしやすい薬剤

薬剤名	①カルボプラチン ②オキサリプラチン	パクリタキセル	ドセタキセル	リポソーム化 ドキソルビシン
発現頻度	①頻度不明 ②ショック（0.03%） アナフィラキシー （1.5%）	ショック（0.2%） アナフィラキシー （0.3%）	頻度不明	アレルギー、 アナフィラキシー症 状（18.9%）
時期	複数回　6〜8回	初回　10分以内	初回・2回目　数分	初回
前投薬	なし	投与30分前までに投与終了 ①ジフェンヒドラミン塩酸塩　50mg　経口投与 ②デキサメタゾン8mg A法では20mg ③ファモチジン20mg または ラニチジン 50mg ②③は静脈内投与	なし ※海外ではデキサメタゾン16mg／日を推奨	なし
症状	発疹、掻痒感などの皮膚症状が多い。チアノーゼ、呼吸困難、胸内苦悶、血圧低下、気管支攣縮など	発疹、発赤、呼吸困難、胸痛、低血圧、頻脈、徐脈、紅潮、血管浮腫、発汗など	呼吸困難、気管支攣縮、血圧低下、胸部圧迫感、発疹など	ほてり、紅潮、呼吸困難、胸部不快感、灼熱感、悪心、息切れ、胸部および咽頭の絞扼感、低血圧など
重要な基本的注意	・本剤または他の**白金製剤**に過敏症の既往歴がある患者には投与しない（禁忌） ①カルボプラチンでは重篤な過敏症の場合に禁忌となる	・本剤投与開始後1時間は頻回にバイタルサイン（血圧・脈拍数等）のモニタリングを行う ・重篤な過敏症状を発現した場合は再投与しない ※パクリタキセルでは、無水エタノールを含有するためジフェンヒドラミン塩酸塩との相互作用による中枢神経抑制作用の増強の可能性がある（飲酒歴を確認する）		・数時間から1日で軽快することが多い ・投与速度の減速により軽快することもある ・投与速度1mg/分を超えない

出典：各薬剤の添付文書をもとに作成

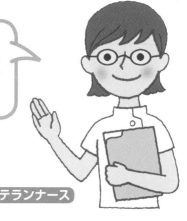

インフュージョンリアクションは、特にマウスの蛋白が混じっている抗体薬（前ページの図／次表）で起きやすく、**キメラ抗体**では、前投薬が必須となります。投与速度が速すぎると起こりやすくなるため、輸液ポンプで管理しています。

ベテランナース

▼インフュージョンリアクションを起こしやすい薬剤

薬剤名	リツキシマブ（キメラ抗体）	セツキシマブ（キメラ抗体）	ハーセプチン（ヒト化抗体）	ベバシズマブ（ヒト化抗体）
発現頻度	約90%	約20%ショック、アナフィラキシー症状（0.5～10%未満）	約40%	ショック、アナフィラキシー症状（1.9%）
時期	開始後30分～2時間初回の24時間以内	初回	初回の24時間以内	初回・2回目
前投薬	投与の30分前抗ヒスタミン剤解熱鎮痛剤	抗ヒスタミン剤副腎皮質ホルモン剤	なし	なし
症状	発熱、悪寒、頭痛、悪心、疼痛、掻痒感、発疹、虚脱感、咳、血管浮腫など	蕁麻疹、低血圧、気管支攣縮、意識消失など	発熱、悪寒、悪心、嘔吐、疼痛、頭痛、咳嗽、めまい、発疹、無力症など	蕁麻疹、呼吸困難、口唇浮腫、咽頭浮腫など
重要な基本的注意	・(警告)投与中はバイタルサイン(血圧、脈拍、呼吸数等)のモニタリングを行う・注入速度に関連するため、症状出現時には中止または速度を緩める・症状消失後に半分以下の速度で再開する	・投与中および投与終了後少なくとも1時間は観察期間（バイタルサインをモニタリングするなど）を設ける・重度の症状が発現した患者において再投与しない・軽度～中等度では投与速度を減速する	・重度の症状が発現した患者において再投与の可否を判断する基準は確立していない	・(禁忌)本剤の成分に対し過敏症の既往歴のある患者には投与しない・初回90分、2回目60分、3回目以降30分で投与速度を短縮できる

出典：各薬剤の添付文書をもとに作成

▼心電図、SATモニター管理の例　　　　　　　　　※通常は薬剤投与開始前、終了時に体温・脈拍・血圧測定

- **パクリタキセル、ドセタキセル**　初回投与開始～終了まで装着、投与後10分はベッドサイドで症状観察
- **カルボプラチン**　軽度～中等度の過敏症の既往がある患者のみ投与開始～終了まで装着
- **リツキシマブ**　初回投与開始～24時間まで装着
- **セツキシマブ**　初回投与開始～終了後1時間装着

過敏反応、インフュージョンリアクションへの対応

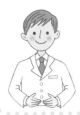

過敏反応やインフュージョンリアクションは、発症後、急速に悪化することがあります。アナフィラキシーでは、特に迅速な対応が必要となります。発症時すぐに対応できるようマニュアルや手順書を整備し、救急処置に必要な物品 (救急カート、酸素など) はすぐに使用できるようベッドサイドに準備しておきます。

看護記録

看護記録には、次の内容を記載します。

- ・薬剤名
- ・回数 (〇コース目)
- ・投与時間と注入された量
- ・症状
- ・処置内容 (使用薬剤)
- ・医師の説明と患者の反応
- ・帰宅後の注意点

▼救急カートの例

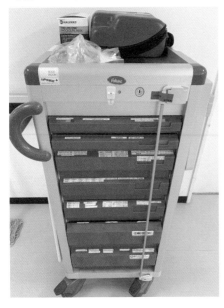

▼必要物品

- ・救急カート
- ・酸素 (カニューレ、マスク)
- ・心電図、SATモニター
- ・記録用紙

初期対応フローシート

▼初期対応の手順

❶投与中の薬剤中止

❷人、物品（救急カート）を集める

❸バイタルサイン測定、呼吸状態、意識状態の確認

❹静脈路確保：中止薬剤吸引後に使用（ポートの場合：末梢静脈確保）

❺輸液投与：生理食塩水500mL（500mL/h）投与開始

❻酸素投与：SpO_2：90%以下で酸素2L、鼻カニューレの投与開始

❼下肢挙上：ベッドはフラットにする

❽薬剤投与：抗ヒスタミン剤 ［ポララミン（5mg）＋生食50mL【全開投与】］
ステロイド剤 ［ソル・コーテフ（100mg）＋生食50mL【全開投与】］
医師の指示に応じて対応する

▼アレルギー症状　　　　　　　　　　　　　　　　　　　　　　　　　　赤字：中等症以上

代表的症状	兆候
全身症状	灼熱感、不安、不快感、無力感、悪寒、発汗、ショック
皮膚症状	発赤、発疹、膨疹、皮膚疼痛、掻痒感、口頭部異常感、口渇、眼瞼浮腫、蒼白
呼吸器症状	咳嗽、くしゃみ、嗄声、鼻閉、喘鳴、喉頭狭窄感、胸部絞扼感、呼吸困難、チアノーゼ
消化器症状	悪心、嘔吐、下痢、腹痛、腹鳴、腹部蠕動、異味感
循環器症状	動悸、頻脈、胸内苦悶、血圧低下（収縮期70〜80mmHg以下）、脈拍微弱
神経症状	しびれ感、頭痛、めまい、耳鳴り、痙攣、意識障害

※中等度以上の症状では院内アナフィラキシーマニュアルに準じる。筆者が勤務する病院の化学療法安全運用委員会の許可を得て掲載

がんの浸潤と転移

　がんが周囲の臓器に広がっていくことを**浸潤**、原発巣（発生部位）から離れた臓器に移動して新たに増殖することを**転移**といいます。がん細胞では、細胞同士を結び付ける「接着分子」が正常細胞と比べて減少しています。この「接着分子」が少ないがん（**未分化がん**）ほど転移しやすいといわれています。転移には、血行性転移、リンパ行性転移、播種性転移（腹膜播種、胸膜播種）があります。未成熟の細胞ががん化した、分化度の低いがん（**低分化がん**）では、細胞分裂のスピードも速くなるため、悪性度が高いとされています。

▼転移のしやすい臓器

・胃がん➡肝臓・膵臓・腹膜	・大腸がん➡肝臓・肺	・肺がん➡脳・肝臓・骨
・乳がん➡骨・肺・肝臓	・脳腫瘍➡肺	

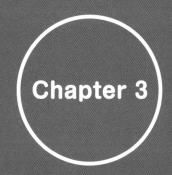

Chapter 3

抗がん剤の副作用管理

抗がん剤の副作用の種類や発現時期を予測して
セルフケア支援を行いましょう。

抗がん剤の種類と作用機序

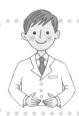 抗がん剤は、細胞増殖におけるDNA合成や細胞分裂を阻害します。腫瘍が小さいほうが増殖期にある細胞の割合が多い（増殖速度が速い）ことから、抗がん剤の効果は大きくなります。

✚ アルキル化薬

DNAに結合（アルキル化）して鎖間に橋をかける（架橋形成）ことで複製を阻害します。シクロホスファミド、イホスファミドなどがあります。

✚ 白金（プラチナ）製剤

DNAと結合して鎖がほどけないように橋をかける（架橋形成）ことで複製を阻害します。シスプラチン、カルボプラチン、オキサリプラチンなどがあります。腎毒性があるため、特にシスプラチンでは水分負荷が必要になります。

▼DNA鎖

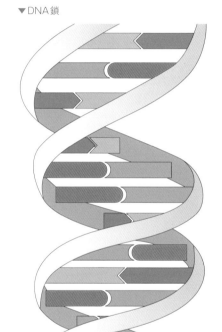

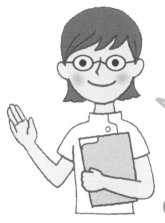 細胞周期の異なる層で作用する抗がん剤や放射線療法を組み合わせることで、効率よく細胞周期を止めることができます。細胞周期と放射線感受性の関係は、M期＞G2期＞G1期＞S期となります。

ベテランナース

代謝拮抗薬（ピリミジン代謝／葉酸代謝など）

DNAの合成に必要な酵素に類似した構造を持ち、がん細胞の核酸に組み込まれてDNAの合成を阻害します（ピリミジン拮抗薬）。**フッ化ピリミジン系**（フルオロウラシル〈5-FU〉、テガフール・ギメラシル・オテラシル〈S-1〉、テガフール・ウラシル〈UFT〉、カペシタビン）、ゲムシタビンなどです。

DNAの合成に必要な葉酸の代謝を阻害するものもあります（葉酸拮抗薬）。メトトレキサート、ペメトレキセドなどです。

トポイソメラーゼ阻害薬（I・II）

トポイソメラーゼは、DNAの鎖を修復（切断・再結合）する酵素です。トポイソメラーゼI阻害薬（イリノテカン、ノギテカンなど）はDNAの2本鎖のうち1本だけを切断、トポイソメラーゼII阻害薬（エトポシドなど）は2本とも切断したままにして、DNA鎖の再結合を阻害します。

アントラサイクリン系薬剤は、トポイソメラーゼII阻害薬にも分類されます。

抗腫瘍性抗生物質（アントラサイクリン系など）

DNAとの複合体を形成してDNAの複製、RNAの合成を阻害します。アントラサイクリン系（ドキソルビシン、エピルビシンなど）、ブレオマイシンなどがあります。

アントラサイクリン系では、総投与量により心毒性のリスクが上昇するため、前治療歴に注意が必要です。

微小管阻害薬（ビンカアルカロイド系／タキサン系）

微小管が伸びて紡錘体を形成（重合）する時期（M期の前半）と紡錘体が分裂して微小管が切れて（脱重合）2つに分かれる時期（M期の後半）があります。この過程を阻害して紡錘体の状態で固めることで、G2/M期で細胞分裂ができないようにします。

ビンカアルカロイド系（ビンクリスチン、ビノレルビンなど）やエリブリンでは、微小管のチューブリンという蛋白質に結合することにより、細胞分裂を分裂中期で停止させます（重合阻害）。タキサン系（パクリタキセル、ドセタキセル）では、チューブリンの重合を過度に促進して安定させることで細胞分裂を抑制します（脱重合阻害）。

細胞周期

　細胞周期の1回転が終わると2個の細胞になります。抗がん剤は細胞周期において、S期（DNA合成期）とM期（分裂期）で効果を発揮します。G0期（静止期）は細胞分裂が休止している状態です。

　細胞周期特異性の薬剤は、感受性のある時期に長時間持続投与や反復投与をすること（時間依存）が重要です。

　細胞周期非特異性であるアルキル化薬と抗腫瘍性抗生物質は、どの時期にも作用するため、時間が短くても一定以上の濃度があれば効果が得られます（濃度依存）。白金製剤は、S期に高い効果を示す時間濃度依存性の薬剤です。

▼細胞分裂の流れ

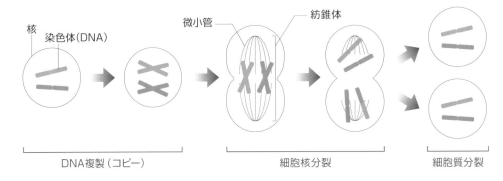

出典：『初めの一歩は絵で学ぶ腫瘍学』（元雄良治、じほう、2015年）

▼細胞周期と作用点

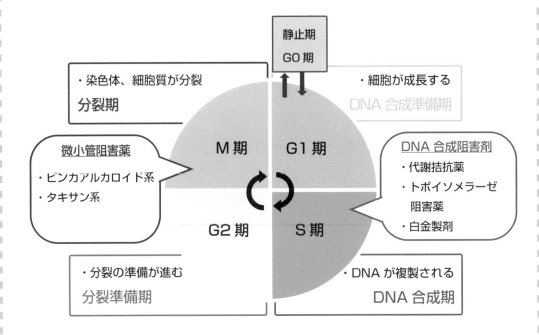

出典：『初めの一歩は絵で学ぶ腫瘍学』（元雄良治、じほう、2015年）をもとに作成

抗がん剤の主な副作用

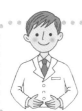

増殖速度が速い細胞ほど抗がん剤の効果は高くなります。そのため正常細胞でも、細胞分裂の速い骨髄や毛根、口腔・胃腸粘膜に副作用を引き起こします。

副作用と出現時期

　がん薬物療法に携わる看護師は、薬剤に応じた副作用の種類と出現時期（次表）を理解し、患者・家族がセルフケアできるよう支援していくことが重要です。

▼抗がん剤の副作用

経過	副作用
当日	アレルギー反応、発熱、血管痛、悪心・嘔吐
2～3日	悪心・嘔吐、食欲不振、倦怠感、便秘、下痢
7～13日	口内炎、下痢、骨髄抑制（白血球・血小板減少）
14～28日	骨髄抑制（貧血）、末梢神経障害、脱毛、皮膚障害（手足症候群、爪囲炎、色素沈着など）

抗がん剤の種類ごとに、起こりやすい副作用を関連付けるとわかりやすいです。

新人ナース

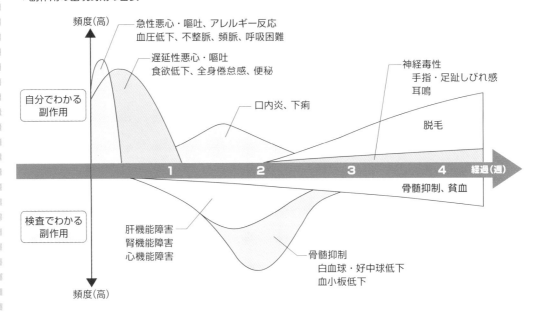

▼副作用の出現時期の目安

頻度（高）

急性悪心・嘔吐、アレルギー反応
血圧低下、不整脈、頻脈、呼吸困難

遅延性悪心・嘔吐
食欲低下、全身倦怠感、便秘

神経毒性
手指・足趾しびれ感
耳鳴

自分でわかる
副作用

口内炎、下痢

脱毛

1　　2　　3　　4　経過（週）

検査でわかる
副作用

肝機能障害
腎機能障害
心機能障害

骨髄抑制
白血球・好中球低下
血小板低下

骨髄抑制、貧血

頻度（高）

出典：がん情報サービス「化学療法全般について」
https://ganjoho.jp/public/dia_tre/treatment/drug_therapy/dt02.html　図3

患者指導

　安全に治療を継続するためには、予防と早期対応が重要です。ほとんどの副作用は、自宅に帰ってから出現します。患者・家族が症状をモニタリングし、対処できるよう指導します。どのような副作用がどの時期に起こりやすいのかを知り、どのようなときに受診が必要なのかを判断できることが重要です。

　症状が出る前から行わなければならないケア（予防的ケア）や生活上の注意点は、事前に説明しておきます。実際に症状が出現した際には、患者の生活状況やセルフケア能力に応じて、個別的な患者指導を行っていきます。

　また、患者さんやご家族がいつでも相談できるよう、夜間・休日外来やがん相談室などの連絡先を伝え、相談窓口を明確にしておくことも大切です。

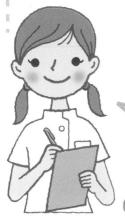

副作用を記録に残しておくと、来院までの間にどのような症状が起きていたのか、よくわかります。

新人ナース

▼がん薬物療法のパンフレット（例）

はじめに

　この小冊子では、化学療法を受けられる患者さんに治療の目的、副作用の種類と対処法、日常生活における工夫について説明しています。参考にしていただき、治療に対して前向きに安心して取り組んでいただけたら幸いです。

◆ 疑問や不安なことは何でも聞いてください

◆ 治療中は生活上で注意する点がいくつかありますが、あまり大きな制限はありません

◆ 治療によって、いつもと違った症状（副作用）が現れることがあります

◆ 副作用が現れた場合には「副作用チェック手帳」に記入してください

◆ 気になる症状が現れたときや、副作用と思われる症状でつらい場合には、我慢せずに病院へ連絡してください

◆ 点滴中に気分が悪くなったり、気になる症状が現れたときはすぐにナースコールでお知らせください

◆ 点滴の針が入っている周囲に痛みやはれ・赤みがある、点滴が落ちない、血液が逆流している場合などもすぐにナースコールでお知らせください

☆ 以下の症状のときには連絡しましょう ☆

✓ 38℃以上の発熱がある
✓ 37℃台の熱が続き体がだるい、食事や水分がとれない
✓ 口内炎がひどくて食事がとれない
✓ 頻回の下痢が続く
✓ 腹痛が強い
✓ 吐き気や嘔吐が続き、食事がとれない
✓ 吐いたものや便に血が混ざっている
✓ 尿量が減り、のどや口が渇く
✓ 便秘がひどく腹痛や吐き気、嘔吐がある
✓ ふらつきや息切れが強い

【連絡先】　東京女子医科大学病院

1 ＿＿＿＿＿＿病棟＿＿＿＿＿＿科
　内線＿＿＿＿＿＿

2 外来時間　9:00～17:00（土曜日　13:00）
　総合外来センター　＿＿＿＿＿階　＿＿＿＿＿ケアルーム
　内線＿＿＿＿＿＿

3 夜間は診療科当直医と相談の上、受診の場合は救急外来となります。登録番号を伝え相談しましょう
　診察券に書かれた登録番号＿＿＿＿＿＿＿＿＿＿＿

出典：筆者が勤務する病院の化学療法安全運用委員会の許可を得て掲載

▼副作用手帳（例）

副作用チェック表

日目		1	2	3
日付		/	/	/
お薬の名前				
3ページ	全身状態			
	食欲不振			
4ページ	吐き気			
	嘔吐			
5ページ	便秘			
	下痢			
6ページ	疲労感			
	口内炎			
	しびれ			
体温（度）				
体重（kg）				
メモ欄（気になる事を書いてください）				

副作用チェック表（記入例）

日目	1	2	3	4	5	6	7
日付	6/1	6/2	6/3	6/4	6/5	6/6	6/7
パクリタキセル							
ロペミン							
全身状態	1	2	2	1			
食欲不振	3	3	2				
吐き気	2	3	2				
嘔吐	1	2	1				
便秘			2	2			
下痢							
疲労感		3	2				
口内炎							
しびれ							
体温（度）	36.8	36.5	36.4	36.5	36.7	36.4	36.5
体重（kg）	55	54	54	55	56	55	56
メモ欄（気になる事を書いてください）		食事がとれなかった			気分が良くなってきた		

治療開始日を記入します
注射薬・内服薬を記入します
副作用により使用した注射薬・内服薬を記入します

出典：筆者が勤務する病院の化学療法安全運用委員会の許可を得て掲載

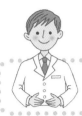

骨髄抑制

骨髄の造血機能が障害されて正常な血球が減少することで起こります。

骨髄抑制の評価

　白血球（好中球）が減少すると易感染、赤血球（ヘモグロビン）が減少すると貧血、血小板が減少すると出血傾向となります。血球の寿命はそれぞれ異なるため、発現時期が異なります（次表）。

▼血液検査の基準値

項目	寿命	基準値	最低値となる時期	対処方法
好中球 (Neut)	6〜8時間	2,000〜6,800/μL	7〜14日	G-CSF製剤、FNでは抗菌薬
血小板 (Plt)	7〜10日	13万〜40万/μL	2〜3週間	血小板輸血 (2万/μL以下が目安)
ヘモグロビン (Hb)	90〜120日	男性　14〜17g/dL 女性　12〜15g/dL	数週間〜数カ月	赤血球輸血 (7g/dL以下が目安)

▼骨髄抑制の評価規準 (CTCAE v5.0) ※mm³ (立方ミリメートル) ＝μL (マイクロリットル)

有害事象	Grade 1	Grade 2	Grade 3	Grade 4	Grade 5
白血球減少	<LLN (基準範囲下限)〜3,000/mm³	<3,000〜2,000/mm³	<2,000〜1,000/mm³	<1,000/mm³	―
好中球減少	<LLN〜1,500/mm³	<1,500〜1,000/mm³	<1,000〜500/mm³	<500/mm³	―
血小板減少	<LLN〜75,000/mm³	<75,000〜50,000/mm³	<50,000〜25,000/mm³	<25,000/mm³	―
貧血	ヘモグロビン<LLN〜10.0g/dL	ヘモグロビン<10.0〜8.0g/dL	ヘモグロビン<8.0g/dL 輸血を要する	生命を脅かす；緊急処置を要する	死亡

出典：有害事象共通用語規準 v5.0日本語訳JCOG版 JCOGホームページ http://www.jcog.jp/ より

白血球（好中球）減少

白血球減少は、ほとんどの抗がん剤に認められる**用量制限毒性（DLT*）**であり、減量や休薬が必要となります。抗がん剤投与から7～14日で血球数が最低値（nadir）になり、21日頃に回復します。多くの場合で10日頃よりnadirとなりますが、**フルオロウラシル（5-FU）やドセタキセル**では7日頃、**ゲムシタビンやダカルバジン**では14日頃よりnadirとなることがあります。好中球は、白血球の50～60％を占めており（図）、感染防御の働きがあります。好中球が1,500/μL以下に減少した状態を**好中球減少**と呼びます。

▼血液データの読み方

白血球数（WBC）	1,200
血色素濃度（Hb）	11.2
血小板数（Plt）	18.2
網状赤血球数（Ret）	1

【白血球分画】

桿状核球（Band）	1%
分葉核球（Seg）	76%
好酸球（Eos）	4%
好塩基球（Baso）	1%
リンパ球（Lynph）	16%
単球（Mono）	29%
好中球数（Neut）	924

顆粒球

好中球（Neut）
　桿状核球（Band）
　分葉核球（Seg）

計算式：1200/μL（白血球数）×0.77（桿状核球＋分葉核球の割合）＝924/μL（好中球数）

血小板減少（出血傾向）

血小板数が5万/μL以下になると皮下出血や鼻出血、歯肉出血などの**出血傾向**が増大します。血小板減少が持続すると脳内出血や消化管出血など致命的な出血をきたすことがあり、2万/μL以下で血小板輸血が検討されます。

血小板減少時には、出血の症状と併せて貧血症状も確認していきます。**非ステロイド抗炎症鎮痛薬（NSAIDs*）**で、血小板機能障害による出血傾向が現れることもあります。転倒や外傷を予防し、日常生活での注意点（歯磨き、髭剃り、排便時の怒責、性行為、激しい運動など）を指導します。衣類や血圧計、駆血帯などでの締め付けに注意し、筋肉注射や皮下注射は避けるようにします。

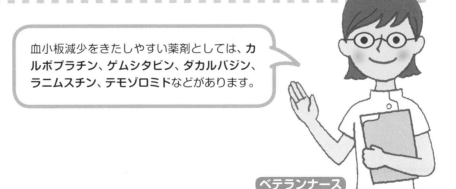

血小板減少をきたしやすい薬剤としては、**カルボプラチン、ゲムシタビン、ダカルバジン、ラニムスチン、テモゾロミド**などがあります。

ベテランナース

＊ DLT 　　　 Dose Limiting Toxicityの略。臨床試験において投与量をそれ以上増量できない理由となる毒性のこと。
＊ NSAIDs 　 Non-Steroidal Anti-Inflammatory Drugsの略。

赤血球減少（貧血）

貧血は緩徐に進行し、ヘモグロビン10g/dL以下で末梢組織の酸素不足による心拍数・呼吸数の増加、動機、息切れ、8g/dL以下では脳細胞の酸素不足による耳鳴り、めまい、頭痛、倦怠感などの症状がみられます。7g/dL以下で赤血球輸血が検討されます。自覚症状が現れにくいこともあり、急なめまいやふらつきなど転倒への注意が必要です。

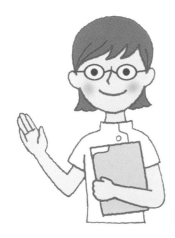

貧血をきたしやすい薬剤としては、フッ化ピリミジン系、シスプラチン、シクロホスファミド、メトトレキサートなどがあります。

ベテランナース

---

column

がん患者の栄養評価

がん薬物療法を受けている患者さんは、腫瘍による代謝の増加と治療の副作用（悪心・嘔吐、下痢、口内炎、味覚障害など）の影響で栄養障害を伴いやすくなります。低栄養では、有害事象が増強するため、定期的な評価が重要です。栄養評価のスクリーニングツールとして、主観的包括的栄養評価（SGA*）が用いられています。栄養不良時には、栄養サポートチーム（以下、NST*）と連携して介入します。NSTは、栄養状態の改善を目的として、医師、看護師、管理栄養士、薬剤師などで構成された医療チームです。栄養状態を評価・判定し、個々の患者さんの状態に合った栄養管理の方法を考えます。NCI-CTCAE（有害事象共通用語基準v5.0日本語訳JCOG版　JCOGホームページ http://www.jcog.jp/）にも、「食欲不振」や「体重減少」の評価項目があります。

＊ **SGA**　Subjective Global Assessment の略。
＊ **NST**　Nutritional Support Team の略。

発熱性好中球減少症(FN)

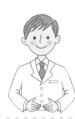

好中球が500/μL未満、あるいは48時間以内に500/μL未満に減少すると予測される状態で、腋窩温37.5℃以上の発熱を生じた場合を**発熱性好中球減少症**(以下FN*)と定義します。好中球が500/μL以下になると、血流感染症(BSI*)、肺炎などを起こしやすくなります。血流感染症の20〜30%を占めるグラム陰性桿菌による感染症では、死亡率が高くなります。FN診断後、ただちにセフェピム、メロペネム、タゾバクタム・ピペラシリン(ゾシン®、タゾピペ®)などの広域抗菌薬が投与されます。

FNの検査

　FNの初期治療においては、原因微生物の同定、感染巣の検索が重要となります。広域抗菌薬の投与前に2セット以上の血液培養検査を行います。末梢静脈については、異なる2カ所の静脈から採取します。その他、感染が疑われる部位があれば、喀痰・尿・皮膚分泌物なども採取されます。また、呼吸器系の症状がある場合には胸部X線を撮影したり、他の感染巣を疑う症状がある場合にはCT撮影を行ったりすることもあります。

FNのリスク因子

　FN発症のリスクには、患者要因とレジメン要因(次ページの表)があります。患者要因では、高齢者(65歳以上)、PS不良、腎機能障害(クレアチニンクリアランス<50)、肝障害(黄疸、ビリルビン高値>2.0)、進行がん、がん薬物療法歴、放射線治療歴、最近の手術歴または開放創の存在、治療前の好中球減少、腫瘍の骨髄浸潤などがあります。MASCC*スコアによるリスク評価は、リスクの判別に有効とされています(P.89)。低リスク患者でも、約10%に重症化のリスクがあり、注意が必要です。

＊FN 　　　 Febrile Neutropenia の略。
＊BSI 　　 Blood Stream Infection の略。
＊MASCC 　 Multinational Association of Supportive Care in Cancer の略。

▼FN発症頻度の高いレジメンの例

がん腫	レジメン	発症率 (%)
非小細胞肺がん		
（進行期　初回治療）	CDDP／CPT（シスプラチン・カンプト®）	14
（進行期　初回治療）	CDDP／VNR（シスプラチン・ナベルビン®）	18
（進行期　初回治療）	CBDCA／PTX（パラプラチン®・パクリタキセル）	18
（進行　　既治療）	DTX／Ram（ドセタキセル・サイラムザ®）	34
小細胞肺がん		
（進展型　既治療）	AMR（カルセド®）	14
卵巣がん　（ⅠC〜Ⅳ期）	DC（ドセタキセル・パラプラチン®）	11
（Ⅲ〜Ⅳ期）	ハイカムチン®＋CBDCA（パラプラチン®）	13
（再発　プラチナ治療後）	ハイカムチン®	10
（再発　プラチナ治療後）	PTX（パクリタキセル）	18〜19
（再発）	PTX（パクリタキセル）	22
子宮頸がん		
（ⅠB〜Ⅳ期または再発）	カンプト®＋CBDCA（パラプラチン®）	11
（転移または再発）	TP（パクリタキセル・パラプラチン®）	16
（Ⅳb期または再発）	CDDP（シスプラチン）＋ハイカムチン®	18
子宮体がん		
（Ⅲ〜Ⅳ期または再発）	DP（ドセタキセル・シスプラチン）	10
乳がん　（術前）	FEC（5-FU・ファルモルビシン®・エンドキサン®） 　3コース➡ドセタキセル　4コース	20➡7
（術後　n+）	FEC（5-FU・ファルモルビシン®・エンドキサン®） 　3コース➡ドセタキセル　3コース	11.2
（術後　n+）	AC（ドキソルビシン・エンドキサン®）➡DTX	16
（術後　n−）	TAC（ドセタキセル・ドキソルビシン・エンドキサン®）	25.2
（術前後）	TC（ドセタキセル・エンドキサン®）　4〜6コース	68.8
前立腺がん　（進行　二次治療）	ジェブタナ®＋PSL（プレドニン®）	54.5
食道がん　（進行）	DTX（ドセタキセル）	32.
胃がん　（進行）	DTX+CDDP（ドセタキセル＋シスプラチン） DTX+CDDP+5-FU	21 41
膵臓がん　（進行）	FOLFILINOX（カンプト®・オキサリプラチン®・ 5-FU・レボホリナート®）	22.2

出典：『発熱性好中球減少症（FN）診療ガイドライン　改訂第2版』（日本臨床腫瘍学会編、南江堂、2017年）を参考に作成

▼MASCCスコア（スコアの合計は最大26点。21点以上が低リスク群、20点以下が高リスク群となる）

項目	スコア
臨床症状 ・無症状	5
・軽度の症状	5
・中等度の症状	3
・血圧低下なし	5
・慢性閉塞性肺疾患なし	4
・固形がんである、または造血器腫瘍で真菌感染症の既往がない	4
・補液を必要とする脱水症状なし	3
・外来管理中に発熱した患者	3
・60歳未満（16歳未満には適用しない）	2

出典：『発熱性好中球減少症（FN）診療ガイドライン　改訂第2版』（日本臨床腫瘍学会編、南江堂、2017年）を参考に作成

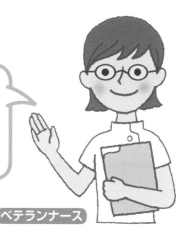

インフルエンザ不活化ワクチンの**予防接種**では、リツキシマブ投与中や一部血液疾患を除いて毎年の接種が推奨されています。治療中や治療後3カ月未満では抗体産生能が低くなる報告があり、家族など周囲の人の接種も重要です。治療中の生ワクチン接種は禁忌とされています。

ベテランナース

顆粒球コロニー刺激因子（G-CSF）

顆粒球コロニー刺激因子（以下G-CSF*）製剤は、骨髄中の顆粒球系前駆細胞に作用し、顆粒球系への分化・増殖を促します。好中球に対しては、成熟好中球の寿命を延長し、遊走能、貪食能、殺菌能などの機能を高めます。正常造血幹細胞の抗がん剤への感受性を高めて（骨髄抑制が増強して）しまうため、抗がん剤投与前後24時間のG-CSF投与は避けます。通常、皮下投与で使用しますが、出血傾向のある場合は静脈投与も可能です。

G-CSF製剤には、フィルグラスチム（グラン®）、レノグラスチム（ノイトロジン®）、ナルトグラスチム（ノイアップ®）、フィルグラスチムバイオシミラーと持続型のペグフィルグラスチムがあります。副作用として骨痛・腰背部痛（1～3％）、発熱（1～2％）などを認めることがあり、非ステロイド抗炎症鎮痛薬（NSAIDs）を使用することもあります。

●ペグフィルグラスチム（ジーラスタ®）

ペグフィルグラスチムは、G-CSF製剤の半減期を長期化した持続型製剤です。FNの発生頻度が20％以上のレジメンでペグフィルグラスチムを一次予防投与することは、FN予防に有用とされています。抗がん剤投与終了後24時間以降に、薬物療法1サイクル当たり1回のみ皮下投与します。次の抗がん剤治療までは14日間以上あけることが原則です。

副作用としては、LDH上昇（25.6％）、背部痛（19.1％）、発熱（14.4％）、関節痛（14.2％）、倦怠感（10.3％）、ALT上昇（9.7％）、頭痛（8.9％）、筋肉痛（8.1％）、AST上昇（7.1％）、発疹（5.9％）があり、通常のG-CSF製剤よりも頻度は高くなります。

予防的投与

FNの発生頻度が20％以上の患者では、初回治療時からG-CSFを投与すること（一次予防投与）が推奨されています。また、FNの発生頻度が10～20％でリスク因子を有する患者では、G-CSFの一次予防投与が考慮されます。治癒が目的で治療強度の低下が望ましくない悪性リンパ腫、胚細胞腫瘍、小細胞肺がん、神経芽細胞腫、小児がんでは、治療の翌日から一次予防投与が認められています。

前コースでFNを生じ、減量や投与スケジュールの延期による治療強度の低下が望ましくないレジメンでは、次コースで予防的にG-CSFの投与（二次予防投与）を検討します。症状緩和を目的としたがん薬物療法では、減量や投与スケジュール変更が原則となります。

---

* **G-CSF**　granulocyte-colony stimulating factorの略。

治療的投与

　保険診療では、1000/μL未満の好中球減少を伴う38℃以上の発熱、あるいは500/μL未満の好中球減少で、G-CSFが使用可能となっています。また、前コースでGrade 4の好中球減少あるいはFNが出現したときは、次コースで1000/μL未満を観察した時点から投与できます。FN低リスクや無熱性の好中球減少では、ルーチンに投与すべきでないとされています。

看護ケア

　抗がん剤治療中は白血球の低下の有無にかかわらず、感染予防が重要となります。FN時には、下痢や開放創など感染症の疑いのある患者との同室は避けますが、通常は患者の隔離は必要ないとされています。生花やドライフラワーの表面には、アスペルギルス（肺炎の原因となる真菌）が付着していることがあるため、病室に持ち込まないようにします。

● セルフケアのポイント

- □ 手洗いやアルコールによる手指衛生、含嗽、歯磨きによる口腔ケアを行う。
- □ 毎日の入浴やシャワーで皮膚や陰部の清潔を保つ。
- □ 生野菜・果物は水道水でよく洗い、生肉や生卵の摂取は避けたほうがよい。
- □ 食中毒に注意し、調理後は早めに摂取する。
- □ ペットの排泄物の処理は手袋を装着し、ペットと接触したあとは手洗いをする。
- □ 庭の手入れでは手袋を装着する。
- □ 白血球が低下しているときには、乳幼児や風邪症状のある人との接触は避ける。マスク着用や外出制限については科学的根拠に乏しく必要性は低いとされており、インフルエンザの流行期など状況に応じてマスクの着用をすすめる。
- □ 発熱時（37.5℃以上）には病院に連絡する。感冒薬など市販薬は使用しない。

バイオシミラー

　新薬の特許が切れてから別の会社で販売される医薬品を**ジェネリック医薬品（後発医薬品）**と呼びます。バイオ医薬品（高度なバイオ技術を応用して製造された蛋白質性医薬品）のジェネリックが**バイオシミラー（バイオ後続品とも呼ぶ）**です。

　バイオ医薬品は、分子量が大きく構造が複雑であり、先発薬との同一性を保つことは極めて困難です。そのため、バイオシミラーでは、患者を対象とした臨床試験により効果と安全性が確認されています。

　フィルグラスチムBS（先発薬グラン®）、リツキシマブBS（先発薬リツキサン®）、トラスツズマブBS（先発薬ハーセプチン®）などがあります。

悪心・嘔吐(CINV)

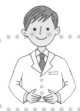

悪心 (nausea) は「ムカムカ感や嘔吐の衝動」、**嘔吐** (vomiting) は「胃内容が口から逆流性に排出されること」をいいます。

悪心・嘔吐の評価

　悪心・嘔吐は、延髄にある嘔吐中枢が刺激されることによって誘発されます。がん薬物療法による悪心・嘔吐 (CINV*)は、発現時期などから3つに分類されます。制吐薬を十分に予防投与しても、悪心・嘔吐 (突出性悪心・嘔吐) が出現することがあります。

▼悪心・嘔吐の評価規準 (CTCAE v5.0)

有害事象	Grade 1	Grade 2	Grade 3	Grade 4	Grade 5
悪心	摂食習慣に影響のない食欲低下	顕著な体重減少、脱水または栄養失調を伴わない経口摂取量の減少	カロリーや水分の経口摂取が不十分;経管栄養/TPN/入院を要する	—	—
嘔吐	治療を要さない	外来での静脈内輸液を要する; 内科的治療を要する	経管栄養/TPN/入院を要する	生命を脅かす	死亡

注)「;」は「または」を意味する
出典:有害事象共通用語規準v5.0日本語訳JCOG版 JCOGホームページhttp://www.jcog.jp/より

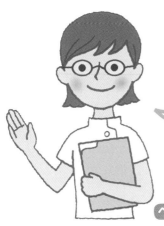

患者さんやそのご家族は抗がん剤＝吐き気というイメージを持っています。正しい情報を伝えることが不安の軽減につながります。

ベテランナース

＊ **CINV** chemotherapy-induced nausea and vomitingの略。

悪心・嘔吐の分類

●急性悪心・嘔吐

抗がん剤投与開始後24時間以内に発現するもので、セロトニンが関与しているといわれています。抗がん剤が消化管粘膜に残存する腸クロム親和性細胞を刺激することでセロトニンの分泌促進が起こり、5-HT3（セロトニン）受容体が刺激され、求心性迷走神経路を経て第四脳室の化学受容器引き金帯（以下、CTZ：chemoreceptor trigger zone）や嘔吐中枢が刺激されることで起こるとされています。

●予測性悪心・嘔吐

予測性悪心（10%未満）と嘔吐（2%未満）は、抗がん剤投与前から出現します。恐怖・不安などの心理的要因や視覚・嗅覚・味覚・痛みなどの感覚刺激が関与しているといわれており、大脳皮質を介して嘔吐中枢が刺激されることで起こるとさ

れています。これまで抗がん剤の投与で悪心・嘔吐を経験した患者に起こり、「条件付け」が機序であるためコントロールが難しくなります。抗不安薬の使用では、継続するうちに効果は減弱していきます。

●遅発性悪心・嘔吐

抗がん剤投与開始後24時間以降に出現するもので、サブスタンスPが関与しているといわれています。2〜3日がピークで、シスプラチンなどでは7日間程度続くこともあります。消化管粘膜や感覚神経からサブスタンスPが遊離され、消化管やCTZにあるNK1（ニューロキニン）受容体を刺激することで引き起こされることが、発生機序の1つであると考えられています。

悪心・嘔吐の要因

がん患者では複数の要因が関係していることも多いため、発現時期や状況を把握してアセスメントします。

身体的な要因	便秘、消化管閉塞、感染性胃腸炎、脳転移、前庭機能障害、尿毒症、代謝異常（高カルシウム血症、低ナトリウム血症、高血糖）
精神的な要因	不安、恐怖、感情的な苦痛
治療による要因	がん薬物治療：2〜3日がピーク、5日程度で軽快する
	放射線療法：宿酔は照射開始後数日間で軽快する
	・上半身・上腹部（中等度リスク：60〜90%）
	・頭蓋・脊髄・頭頸部・胸部下部・骨盤（軽度リスク：30〜59%）
	・四肢・乳房（最小度リスク：＜30%）
	医療用麻薬：投与初期や増量時に起こりやすい（悪心15〜30%）
	数日で耐性を生じることが多い

主な制吐剤の種類

がん薬物療法における基本的な制吐薬として、5-HT₃受容体拮抗薬、NK₁受容体拮抗薬、デキサメタゾンの３剤があります（次表）。制吐薬は、経口薬、注射薬のいずれも有効性は同等とされています。糖尿病の患者では、デキサメタゾンによる血糖値の上昇に注意が必要です。突発性悪心・嘔吐に対しては、ドパミン受容体拮抗薬が使用されます。頓用よりも定期内服が推奨されていますが、効果は20〜40％程度となります。グラニセトロンや**メトクロプラミド**、**デキサメタゾン**は、**放射線療法**による悪心・嘔吐でも使用されています。

▼主な制吐薬の分類

分類	一般名	薬剤名
5-HT₃受容体拮抗薬	グラニセトロン	カイトリル
	ラモセトロン	ナゼア
	パロノセトロン	アロキシ　　※遅発性に有効
NK₁受容体拮抗薬 ※遅発性に有効	アプレピタント	イメンド
	ホスアプレピタント	プロイメンド
副腎皮質ステロイド	デキサメタゾン	デカドロン
ドパミン受容体拮抗薬 ※突発性で使用	メトクロプラミド	プリンペラン
	ドンペリドン	ナウゼリン
ベンゾジアゼピン系抗不安薬 ※予測性で使用	ロラゼパム	ワイパックス
	アルプラゾラム	コンスタン、ソラナックス
抗精神病薬 ※高度リスクで使用	オランザピン	ジプレキサ

各薬剤添付文書をもとに作成

●パロノセトロン：5-HT₃受容体拮抗薬

5-HT₃受容体拮抗薬は、がん薬物療法に対する制吐薬の中心的な役割を果たす薬剤です。パロノセトロン（アロキシ®）は、半減期（薬剤の血中濃度が半分に減る時間）が40時間と非常に長いため、催吐性リスクが高度の抗悪性腫瘍剤（シスプラチンなど）における遅発性悪心・嘔吐への効果が期待されます。

短期間に反復投与を行うと、過度に血中濃度が上昇するおそれがあるため、1週間未満の間隔では本剤を反復投与しないことになっています。副作用には、便秘（16.5％）、頭痛（3.9％）、血管痛（3.1％）、肝酵素上昇などがあり、消化管通過障害のある患者には注意が必要です。心臓・循環器機能障害や腎障害のある患者では、症状が悪化するおそれがあり、慎重投与とされています。

●アプレピタント／ホスアプレピタント：NK₁受容体拮抗薬

NK₁受容体拮抗薬は、催吐性リスクが高度の抗悪性腫瘍剤（**シスプラチン**など）における遅発性悪心・嘔吐に有効であり、原則として、5-HT₃受容体拮抗薬、デキサメタゾンと併用します。経口薬のアプレピタント（イメンド®）と注射薬のホスアプレピタント（プロイメンド®）があり、経口薬と注射薬の効果は同等です。

アプレピタントは水に溶けないため、経管栄養など内服困難な患者に対してはホスアプレピタントを使用します。併用薬剤との相互作用において、デキサメタゾンでは薬効が増強し、ワルファリンカリウム（ワーファリン®）では薬効が減弱するため注意が必要です。重度の肝障害のある患者では、血中濃度が過度に上昇するおそれがあり、慎重投与とされています。

●アプレピタント（イメンド®）

抗悪性腫瘍剤の投与1日目は125mgを1～1.5時間半前に、2日目以降は80mgを午前中に1日1回投与します。通常3日目まではセット化されており、5日目まで投与の延長が可能となっています。副作用には、しゃっくり（13.2%）、便秘（10.1%）、食欲不振（6.6%）、肝酵素上昇などがあります。

●ホスアプレピタント（プロイメンド®）

抗悪性腫瘍剤の投与1日目の1時間前に1回150mgを30分かけて点滴投与します。副作用には、便秘（9.2%）、しゃっくり（5.7%）、肝酵素上昇などがあります。また、投与速度の増加および濃度の上昇により、注射部位の血管痛（5.2%）、紅斑（2.3%）、血栓性静脈炎が発現しやすくなります。

●オランザピン：抗精神病薬

抗精神病薬である**オランザピン（ジプレキサ®）**は、催吐性リスクが高度の抗悪性腫瘍剤（**シスプラチン**など）における突出性嘔吐を有意に抑制したという報告があります。他の制吐薬との併用において、1日1回5mg（1日量は10mgを超えない）を経口投与し、各サイクルにおける本剤の投与期間は6日間までが目安とされています。

副作用に高血糖や低血糖があり、糖尿病の既往がある患者には使用できません。その他、めまいやふらつき、起立性低血圧、麻痺性イレウスなども出現することがあります。アルコールで作用が増強したり、オメプラゾールと喫煙で血中濃度が低下（作用が減弱）したりするため、注意が必要です。高齢者では、生理機能の低下により副作用が強く現れることがあるため、慎重投与とされています。

抗がん剤の催吐性リスクと制吐薬の選択

制吐薬は、使用する抗がん剤の催吐性リスク（予防投与なしで24時間以内に発現する悪心・嘔吐の割合）に応じて支持薬としてレジメン登録されています。さらに、過去の制吐薬の使用状況と効果、患者のリスク因子（女性・65歳未満・乗り物酔いしやすい・飲酒習慣なし）も考慮されます。

高度リスク（＞90%）のシスプラチンやダカルバジンなどは5-HT₃受容体拮抗薬、NK₁受容体拮抗薬、デキサメタゾンが使用されています。5-HT₃受容体拮抗薬では、遅発性悪心・嘔吐に効果があるとされているパロノセトロン（アロキシ®）が選択されています。突発性悪心・嘔吐に対して、オランザピン（ジプレキサ®）を使用することもあります。食欲不振や胸やけ、消化不良などの症状に対しては、プロトロンポンプ阻害薬（PPI）やH2受容体拮抗薬（H2ブロッカー）も使用されています。乳がんのAC（ドキソルビシン＋エンド

キサン®）療法、EC（ファルモルビシン®＋エンドキサン®）療法も高度リスクに分類されています。

中等度リスク（30～90%）のイリノテカン（カンプト®）やカルボプラチン（パラプラチン®）、イホスファミド（イホマイド®）などでは、5-HT₃受容体拮抗薬、NK₁受容体拮抗薬、デキサメタゾンが使用されています。オキサリプラチン（エルプラット®）やテモゾロミド（テモダール®）などでは、5-HT₃受容体拮抗薬、デキサメタゾンが使用されています。

軽度リスク（10～30%）のドセタキセル、パクリタキセル、ゲムシタビンなどでは、デキサメタゾンが使用されています。最小度リスク（＜10%）のビノレルビン（ナベルビン®）や分子標的薬などでは、予防的な制吐剤は必要ないとされています。

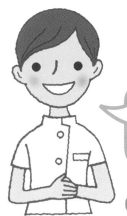

悪心・嘔吐（CINV）は、制吐薬を予防的に投与することで軽減されます。そのため、使用する抗がん剤の催吐性リスクに応じた適切な制吐薬を使用することが重要です。

先輩ナース

 看護ケア

　一時的に食事が摂取できず体重が減少しても、次の治療までに戻るようなら問題ないと判断します。患者が自分自身で対処できること（自己コントロール感）が大切です。症状に合わせて食事の選択や制吐薬の自己調整ができるよう支援します。

● セルフケアのポイント

□ 吐き気や嘔吐があるときには無理をせず、食べられるものを食べられるときに食べられる量だけとるようにする。

□ 脱水予防のため、水分摂取を心がける。水分摂取ができないときには病院に連絡する。

□ 消化のよいもの（おかゆ・豆腐・うどん・プリン・ヨーグルトなど）、食べやすいもの（果物・アイス・ゼリー・酢の物などの冷たくてさっぱりしたもの）を食べる。

□ 熱いものは冷まして食べると食べやすい。においの強いものは避ける。

□ 口腔内を清潔に保つ。

□ レモン水や炭酸水、お茶、氷水などでうがいをする。

□ 軽い運動や散歩、アロマテラピー、指圧・マッサージなどで気分転換を図る。

□ 締め付けのない衣服を着用する。

□ 室温、換気、臭気など室内環境を整える。吐物などはすぐに片付ける。

症状の程度には個人差があること、症状の出やすさは薬剤によっても異なること、吐き気が出る前から予防的に吐き気止めを使用すること、吐き気が出てからも使用できる薬剤があることを必ず伝えます。

ベテランナース

便秘

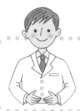

便秘は「腸管内容の排出が不定期で頻度が減少、または困難な状態」と定義されています。

便秘の評価

　抗がん剤に伴う便秘は、投与数日後に出現します。ビンクリスチンやビノレルビンでは、**自律神経障害**による便秘が3〜10日で最も出現しやすく、回数を重ねるごとに発現頻度が高くなります。便秘が重症化すると麻痺性イレウスを発症する可能性もあるため、注意が必要です。

　治療開始時に定期的に緩下剤を使用している場合は、その時点でGrade 2の評価となります。

▼便秘の評価規準 (CTCAE v5.0)

有害事象	Grade 1	Grade 2	Grade 3	Grade 4	Grade 5
便秘	不定期または間欠的な症状；便軟化薬/緩下薬/食事の工夫/浣腸を不定期に使用	緩下薬または浣腸の定期的使用を要する持続的症状；身の回り以外の日常生活動作の制限	摘便を要する頑固な便秘；身の回りの日常生活動作の制限	生命を脅かす；緊急処置を要する	死亡

出典：有害事象共通用語規準 v5.0日本語訳JCOG版 JCOGホームページhttp://www.jcog.jp/ より

便秘をきたしやすい薬剤は、ビンカアルカロイド系 (ビンクリスチン、ビノレルビン)、タキサン系 (パクリタキセル、ドセタキセル) などです。

ベテランナース

便秘の要因

　抗がん剤以外でも便秘を生じる要因があります。制吐薬として使用されている5-HT$_3$（セロトニン）受容体拮抗薬、NK$_1$（ニューロキニン）受容体拮抗薬では、腸管の蠕動運動を抑制するため便秘が出現します。**医療用麻薬（オピオイド）**が、腸蠕動の低下を招いていることもあります。また、食事摂取量の低下や水分摂取量の減少、活動性の低下も影響します。腸管狭窄や腸閉塞（イレウス）の既往がある場合には、イレウス症状（悪心・嘔吐、腹部膨満感、腹痛など）に注意が必要です。

下剤の種類

　下剤の種類を以下に示します。

● **浸透圧性下剤（酸化マグネシウム）**

　浸透圧により腸内の水分を引き寄せ便を軟化させるため、硬便を認める場合に使用します。腎障害のある患者や高齢者では、高マグネシウム血症を生じやすく、重症化しやすいため慎重に投与します。効果発現までは、8～10時間かかります。

● **大腸刺激性下剤**
　　（ピコスルファートナトリウム、センノシドなど）

　腸内細菌の作用で大腸の蠕動運動を亢進させるため、腸蠕動の低下が疑われる場合に使用します。効果発現までは、ピコスルファートナトリウム（ラキソベロン®）で6～12時間、センノシド（プルゼニド®）で8～12時間かかります。

　新レシカルボン®座薬は、腸内ガスを発生させ、腸管壁を刺激して排便反射を起こします。直腸まで便が下りてきている場合に有効で、15～60分で効果がみられます。

● **その他の下剤**
　　（アミティーザ®、グーフィス®など）

　アミティーザ®は、小腸内の浸透圧を高めることで小腸の中で腸液の分泌を増やし、便を軟化させます。高マグネシウム血症を生じないため、腎障害のある患者や高齢者にも使用できます。グーフィス®は、胆汁酸の輸送に関わる胆汁酸トランスポーターの動きを阻害し、大腸内への水分分泌や消化管運動を促進します。

看護ケア

　抗がん剤に伴う便秘は、食事の調整や適度な運動だけでは予防できないため、早期より対応します。患者自身で排便コントロールができるよう支援することが重要です。

● セルフケアのポイント

☐ 毎日トイレに座る習慣をつける。

☐ 体調に合わせて適度な運動 (散歩など) を行う。

☐ 繊維質を多く含む食品 (いも類、豆類、根菜類、きのこ類、海藻類など) や乳酸菌を摂取する。

☐ 水分摂取を心がける。

☐ 下剤の内服を自己調整する。

☐ イレウスが疑われる症状が出現した場合には必ず病院に連絡する。

UGT1A1遺伝子多型

　イリノテカン (カンプト®) は、体内で活性代謝物であるSN-38に変換され、抗腫瘍効果を発揮します。SN-38は肝臓で主にUGT1A1 (UGT：ウリジンニリン酸-グルクロン酸転移酵素) により不活化 (グルクロン酸抱合) され、胆汁へ排泄されます。便秘などで腸管内にSN-38が停滞してしまうと、腸内細菌の作用により再活性化することで腸管粘膜障害を増悪させます。そのため排便コントロールが重要です。UGT1A1遺伝子多型 (変異型) では、SN-38の不活化が低下し、副作用 (特に骨髄抑制) の増強が起こるため、薬剤の減量が考慮されます (次表)。この検査は**血液検査**で行います。

▼UGT1A1の遺伝子型

UGT1A1の遺伝子型		頻度 (%)	SN-38の不活性化
変異型1個 ヘテロ接合体	−/*6 −/*28	20〜25% 15〜20%	やや低下
変異型2個 複合ヘテロホモ接合体	*6/*28 *6/*6 *28/*28	4〜5% 2〜3% 1〜2%	著しく低下

下痢

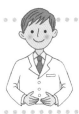

下痢は、「排便頻度の増加や軟便または水様便の排便」と定義されています。抗がん剤以外では、感染性胃腸炎、抗菌薬、下剤の過剰投与、腹部放射線治療も要因となります。

 ## 抗がん剤に伴う下痢

　普段の排便回数をベースラインとして評価します（次表）。Grade 2以上で抗がん剤の休薬が必要となります。

▼下痢の評価規準 (CTCAE v5.0)

有害事象	Grade 1	Grade 2	Grade 3	Grade 4	Grade 5
下痢	ベースラインと比べて＜4回/日の排便回数増加；ベースラインと比べて人工肛門からの排泄量が軽度に増加	ベースラインと比べて4〜6回/日の排便回数増加；ベースラインと比べて人工肛門からの排泄量の中等度増加；身の回り以外の日常生活動作の制限	ベースラインと比べて7回以上/日の排便回数増加；入院を要する；ベースラインと比べて人工肛門からの排泄量の高度増加；身の回りの日常生活動作の制限	生命を脅かす；緊急処置を要する	死亡

出典：有害事象共通用語規準 v5.0日本語訳JCOG版 JCOGホームページ http://www.jcog.jp/ より

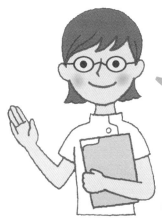

下痢をきたしやすい薬剤としては、フッ化ピリミジン系、イリノテカン、エトポシド、メトトレキサート、ドキソルビシン、分子標的薬（エルロチニブ、アファチニブ、ラパチニブ、ソラフェニブ、ボルテゾミブ、セツキシマブ、パニツムマブ）などがあります。

ベテランナース

発生メカニズム

抗がん剤に伴う下痢には、早発性と遅発性があります。

●早発性下痢 (コリン作動性下痢)

抗がん剤による消化管の副交感刺激を介した腸管蠕動亢進によって起こります。投与後、数時間以内に出現し、流涙や流涎 (よだれ)、発汗、鼻汁、疝痛などの**副交感刺激症状 (コリン症状)** を伴います。**イリノテカン (カンプト®)** 投与時には、早期性下痢の予防目的として、抗コリン薬 (アトロピン、ブスコパン®) を使用することがあります。抗コリン薬には、排尿障害や眼圧上昇、口渇などの副作用があるため、前立腺肥大や緑内障で禁忌となっています。

●遅発性下痢

抗がん剤による消化管粘膜への直接障害によって生じ、腸管感染を伴うことがあります。

投与後、数日から10日程度で出現し、好中球減少の時期と重なると重篤化しやすいため、注意が必要です。

遅発性の下痢に対しては、**ロペミン®**、ビオフェルミン®、ラックビー®、タンナルビン®などが処方されます。ロペミン®には腸管運動抑制作用があり、便秘を起こすことがあるため、症状を見ながら適宜漸減していく必要があります。**イリノテカン (カンプト®)** 投与時の遅発性の下痢の対策として、半夏瀉心湯が用いられることもあります。

看護ケア

形がある半固形の便 (軟便) や不定形の泥状の便 (泥状便)、固形物を含まない液状の便 (水様便) があり、泥状便と水様便が下痢の状態とされています。便の性状と回数で下痢の状態を判断できるように指導します。下痢による脱水症状に注意が必要です。

●セルフケアのポイント

☐ カフェインやアルコール、乳製品 (乳糖) を控える。

☐ 脱水予防のため水やお茶、リンゴジュース、スポーツ飲料などで水分摂取を心がける。水分摂取ができないときには早めに病院に連絡する。

☐ 消化管への負担を少なくするため、香辛料の強いものや高脂肪の食事は避ける。
食事は一度に食べないで、数回に分けて少量ずつ食べる。

☐ シャワーやウォシュレットなどで肛門周囲を清潔に保つ。

☐ Grade 2以上の下痢が出現したり、血便や腹痛、発熱を伴ったりする場合は必ず病院に連絡する。

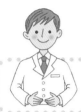

口腔粘膜炎

口腔粘膜炎は、「口腔粘膜の潰瘍または炎症」と定義されています。

口腔粘膜炎の評価

抗がん剤により生じた活性酸素（**フリーラジカル**）による粘膜障害（一次性）と好中球減少に伴う感染（二次性）が発生機序となり、歯肉、舌、口唇、口角などに紅斑、粘膜出血、潰瘍、疼痛が出現します。

抗がん剤の投与後7〜10日頃より発生し、10〜12日頃ピークとなります。Grade 3（次表）で

抗がん剤の休薬が必要となります。抗がん剤に伴う口腔粘膜炎は、がん薬物療法を受けている患者の約30〜40％に出現するといわれています。多剤投与でより割合が高くなり、分子標的薬（エベロリムス、テムシロリムス、スニチニブ、ソラフェニブ、パゾパニブ）でも生じます。

▼口腔粘膜炎の評価規準（CTCAE v5.0）

有害事象	Grade 1	Grade 2	Grade 3	Grade 4	Grade 5
口腔粘膜炎	症状がない、または軽度の症状：治療を要さない	経口摂取に支障がない中等度の疼痛または潰瘍：食事の変更を要する	高度の疼痛：経口摂取に支障がある	生命を脅かす：緊急処置を要する	死亡

出典：有害事象共通用語規準v5.0日本語訳JCOG版 JCOGホームページhttp://www.jcog.jp/より

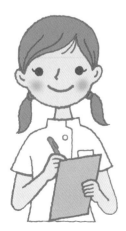

頭頸部や食道などの**化学放射線療法（CCRT）**では、口腔、食道、咽頭の粘膜炎が必発です。疼痛管理、栄養管理に加え、誤嚥にも注意が必要です。

新人ナース

看護ケア

　口腔粘膜炎は、疼痛を伴うことで食事量が減っ
たり、コミュニケーションに支障が出たりして
QOLの低下につながります。予防には、口腔内の
清潔保持と保湿が重要です。
　口腔ケアは歯科医や歯科衛生士、栄養管理は栄
養士と連携して介入します。

● セルフケアのポイント

☐ 食後はうがいや歯磨きで口腔内を清潔に保つ。

☐ 洗口液（ノンアルコール、低刺激）は口腔粘膜に異常がない状態で使用する。

☐ 治療前よりう歯や歯肉炎の治療、義歯の調整を行い、口腔内の状態を整える。

☐ 疼痛があるときはヘッドが小さく柔らかい歯ブラシやスポンジブラシを使用する。生理食塩水や水
　でのブラッシングでもよい。

☐ 含漱薬（ハチアズレ®）を使用したのちに副腎皮質ステロイド口腔内軟膏を使用する。

☐ 熱いもの、硬いもの、塩味や酸味の強いもの、香辛料の強いものは避ける。

☐ 疼痛が強い場合には**非ステロイド抗炎症鎮痛薬（NSAIDs）**や**アセトアミノフェン**の内服、局所麻酔
　薬の含漱薬が処方されることもある。

クライオセラピー

　フルオロウラシル（5-FU®）の投与には、ワン
ショットまたは全開で急速静注する方法（ボーラ
ス）と24時間以上かけて持続静注する方法（イン
フュージョナル）があります。急速静注では骨髄
抑制が強くなり、持続静注ではHFS、下痢、口腔
粘膜炎が主体となります。

　クライオセラピー（口腔内冷却療法）は、急速静
注時の投与開始5分前から投与終了後30分間、
氷片を口腔内に含む方法です。血中濃度が高くな
る時期に口腔内を冷却することで、局所の血管収
縮、血流低下により口腔粘膜への薬剤移行が減少
すると考えられています。**オキサリプラチン（エ
ルプラット®）**併用療法では、寒冷刺激となるため
適応になりません。

末梢神経障害(CIPN)

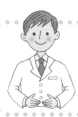

化学療法誘因性の末梢神経障害（CIPN*)の有効な治療法は確立されていません。そのため、Grade 3（下の表）以上となりそうな時点で、減量や中止が検討されます。

末梢神経障害の評価

治療回数が決まっている術後補助療法や治癒を目的としている血液がんでは、治療の完遂によるメリット（再発予防や完治）がデメリット（QOLの低下）を上回る場合があり、減量や中止はより慎重に検討します。固形がんの場合には、薬剤変更も考慮されます。薬剤の中止後、症状はゆっくりと回復しますが、一部の患者では継続することがあります。

▼末梢神経障害（末梢性ニューロパチー）の評価規準（CTCAE v5.0）

有害事象	Grade 1	Grade 2	Grade 3	Grade 4	Grade 5
感覚性	症状がない	中等度の症状：身の回り以外の日常生活動作の制限	高度の症状：身の回りの日常生活動作の制限	生命を脅かす：緊急処置を要する	―
運動性	症状がない：臨床所見または検査所見のみ	中等度の症：身の回り以外の日常生活動作の制限	高度の症状：身の回りの日常生活動作の制限	生命を脅かす：緊急処置を要する	死亡

出典：有害事象共通用語規準v5.0日本語訳JCOG版 JCOGホームページhttp://www.jcog.jp/より

＊CIPN　chemotherapy induced peripheral neuropathyの略。

具体的な症状の例

　末梢神経障害の症状は、主観的な感覚で正確に評価することが難しいため、日常生活にどのように支障があるか (Grade2・3に該当する症状) を具体的に確認していきます。

□ 服のボタンが留めにくい。

□ 歩行がうまくできない (下肢の脱力感がある)。

□ 物をつかみにくい (よく落とす)。

□ つまずくことが多い。

□ 文字がうまく書けない。

□ 階段が上がれない。

□ はしが持てない。

□ 椅子から立ち上がれない。

末梢神経障害の分類

　末梢神経障害は、症候学的には感覚神経障害、運動神経障害、自律神経障害に分類されます。感覚神経障害の自覚症状は、しびれ、感覚鈍麻、チクチク感、疼痛などがあります。運動神経障害では、四肢遠位端 (指先、つま先) 優位の筋委縮と筋力の低下、弛緩性麻痺、四肢の腱反射の低下や消失がみられます。また、**自律神経障害**による便秘や麻痺性イレウスなどがみられることもあります。

　病理学的には軸索障害、神経細胞体障害、髄鞘障害に分類されます。軸索障害は最も多くみられる障害で、微小管障害作用のある微小管阻害薬 (ビンカアルカロイド系、タキサン系) で起こります。脊髄後根神経節細胞の細胞死により軸索や髄鞘が障害される神経細胞体障害は白金製剤 (シスプラチン、カルボプラチン、オキサリプラチン) で、髄鞘障害はインターフェロンで誘発されます。軸索の障害では回復までに時間を要します。

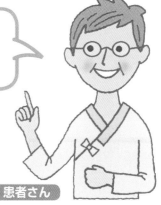

しびれを我慢しないで、先生や看護師さんにきちんと伝えるようにします。

患者さん

末梢神経障害の症状

　原因薬剤により発症メカニズムが違うため、症状にも特徴があります（次表）。エリブリンやボルテゾミブでも起こります。

▼原因薬剤と症状の特徴

主な抗がん剤	症状の特徴
【微小管阻害薬：ビンカアルカロイド】 ビンクリスチン（オンコビン®） ビノレルビン　（ナベルビン®）	上肢優位で遠位から徐々に近位へとしびれが生じる。指先のしびれ感、腱反射の低下、筋力低下、歩行困難、麻痺性イレウス、便秘、排尿困難（ビンクリスチン＞ビノレルビン）
【微小管阻害薬：タキサン】 パクリタキセル、ドセタキセル	四肢遠位端を優位とした左右対称のしびれ感、疼痛、灼熱感、感覚消失、感覚性の運動障害［パクリタキセル（約70%）＞ドセタキセル（7〜13%）］
【白金製剤】 シスプラチン カルボプラチン（パラプラチン®）	下肢優位の感覚障害（下肢、つま先のしびれ感）。運動性の障害は少ない 高い音域の感音性難聴［シスプラチン（15〜20%）＞カルボプラチン］
【白金製剤】 オキサリプラチン（エルプラット®）	急性：数日以内で消失、寒冷刺激で誘発または悪化する 　　　手足、口周囲の感覚異常が85〜95%に出現 　　　咽頭の絞扼感（呼吸困難感・嚥下障害感）が1〜2%に出現 持続性：約10%に出現、運動性の障害は少ない

出典：『末梢神経障害マネジメントの手引き2017年版』（日本がんサポーティブケア学会、金原出版）を参考に作成

●微小管阻害薬（タキサン系：パクリタキセル、ドセタキセル）

　パクリタキセルでは、1回投与量と総投与量に相関し、高頻度で出現します。自律神経障害による不整脈などを起こすこともあります。タキサン系製剤では、投与2、3日後に体幹・下肢・上肢などの筋肉痛や関節痛（**タキサン急性疼痛症候群：TAPS**）を認めることがあり、初回に強い疼痛が出現すると、慢性の神経障害に移行する率が高いとされています。

●微小管阻害薬（ビンカアルカロイド系：ビンクリスチン系）

　混合性の感覚・運動・自律神経障害をきたし、両側性の特徴があります。治療開始から数週間以内に起こり、投与中止後も長期間継続することが多いと報告されています。

●白金製剤（シスプラチン、カルボプラチン、オキサリプラチン）

　蓄積性であり、投与中止後も長期間症状が継続したりすることや、投与を終了したあとも2〜6カ月にわたり症状が増悪したりすることがあります。大腸がんのFOLFOX療法においては、6コース実施後にオキサリプラチンを除いたロイコボリン＋5-FU療法を12コースあるいは腫瘍増大まで実施し、その後FOLFOX療法を再開すること（stop & go strategy）で、効果を落とさず、神経毒性を優位に軽減できることが示されています。

末梢神経障害の治療

　末梢神経障害によるしびれなどの症状緩和を目的としてデュロキセチン (サインバルタ®) やプレガバリン (リリカ®) が処方されています。疼痛に対しては、**非ステロイド抗炎症鎮痛薬 (NSAIDs)** や**アセトアミノフェン**、オピオイドが使用されます。ビタミンB$_{12}$ (メチコバール®) は、末梢神経障害に対して保険適用がありますが、有効性を示す試験結果は得られていません。牛車腎気丸は、オキサリプラチンによる末梢神経障害の予防に使用されていますが、明確な効果は示されていません。

　デュロキセチン (サインバルタ®) には、傾眠 (20.9%)、悪心 (16.8%)、高血糖 (9.9%)、便秘 (9.7%)、めまい (8.3%)、倦怠感 (6.7%) などの副作用があります。高度の肝障害や腎障害のある患者では、使用できません。

　プレガバリン (リリカ®) には、めまい (20%以上)、傾眠 (20%以上) が出現するため、高齢者では、転倒・転落リスクが高くなります。

看護ケア

　患者は、症状を過小評価することがあります。症状が悪化すると日常生活に支障をきたしたり、何年も症状が残ってしまったりするため、早めに対処する必要があります。

● セルフケアのポイント

☐ 手足を冷やしすぎないようにする。

☐ 血液の循環をよくするため、適度な運動や散歩をする。

☐ 温度感覚が低下しており、物に触れても熱さを感じにくくなるため、特に低温火傷に注意する (温たんぽなど)。

☐ 運動神経障害、感覚神経障害、筋力低下による転倒やけがに注意する。

☐ 階段や段差でつまずかないように注意する。手すりを持って歩くようにする。

☐ 転倒やけがを予防するため脱げにくく、足を覆う履物を着用する。

☐ オキサリプラチン (エルプラット®) では投与後1週間程度は冷たい飲み物を避ける。冷たい物に素手や素足で触れたり、冷風に直接当たったりしないようにする。

手足症候群（HFS）

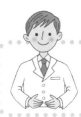

手足症候群（以下HFS*）は、CTCAE v5.0では、手掌・足底発赤知覚不全症候群（手掌・足底の発赤、著しい不快感、腫脹、うずき）と定義されています。

HFSの評価

手掌や足底、爪に生じるHFSは、用量依存性に生じることが多く、総投与量やピーク容量が問題とされています。2〜21日後に出現しますが、数カ月たってからみられることもあります。Grade 2（次表）になると、抗がん剤の休薬が必要となり、抗がん剤を中止すると軽快します。

▼HFSの評価規準（CTCAE v5.0）

有害事象	Grade 1	Grade 2	Grade 3	Grade 4	Grade 5
手掌・足底発赤知覚不全症候群	疼痛を伴わない軽微な皮膚の変化または皮膚炎（例：紅斑、浮腫、角質増殖症）	疼痛を伴う皮膚の変化（例：角層剥離、水疱、出血、亀裂、浮腫、角質増殖症）；身の回り以外の日常生活動作の制限	疼痛を伴う高度の皮膚の変化（例：角層剥離、水疱、出血、亀裂、浮腫、角質増殖症）；身の回りの日常生活動作の制限	—	—

出典：有害事象共通用語規準v5.0日本語訳JCOG版 JCOGホームページhttp://www.jcog.jp/ より

HFSをきたしやすい薬剤としては、リポソーム化ドキソルビシン（78.4%）、カペシタビン（59.1%）、分子標的薬（マルチキナーゼ阻害薬）などがあります。

ベテランナース

＊HFS　hand-foot syndromeの略。

HFSの症状

　知覚異常（しびれ、物に触れたときの不快な感覚、ピリピリする感覚）から2～4日後に灼熱感（軽い焼けるようなチクチクする感覚）、ピリピリした感覚が出現し、その後浮腫性の紅斑を形成します。皮膚の角化（皮膚が厚くなってガサガサする状態）が進むと皮膚の肥厚、水疱、亀裂、潰瘍、落屑なども出現し、熱傷のような痛みにより歩行困難となることもあります。マルチキナーゼ阻害薬（スニチニブ68.8%、ソラフェニブ67.6%、レゴラフェニブ49.4%など）によるHFSは、限局性のことが多く、投与後2～4週で荷重部や摩擦部に生じる角化病変で、表在性の水疱形成や周囲の紅斑変化を伴います。

▼紅斑・亀裂（カペシタビン）

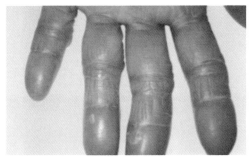

Grade 2

▼紅斑・過角化（カペシタビン）

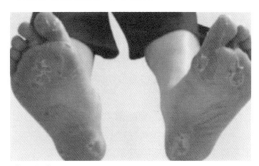

Grade 3

▼爪の変形（カペシタビン）

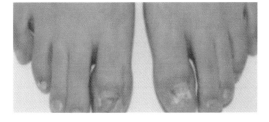

▼限局性の紅斑（ソラフェニブ）

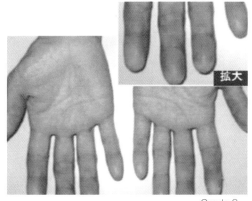

拡大

Grade 3

▼水疱・膿疱（スニチニブ）

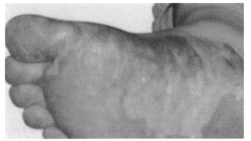

Grade 3

▼線上出血斑（ソラフェニブ）

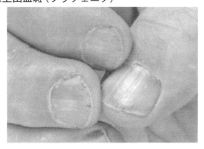

出典：PMDA 重篤副作用疾患別対応マニュアル「手足症候群」、厚生労働省、2010年3月
https://www.info.pmda.go.jp/juutoku/file/jfm1003014.pdfより

看護ケア（皮膚のケア）

スキンケアのポイントは、清潔・保湿・刺激除去です。びらんに対して、創傷被覆材で覆うことで疼痛を緩和することができます。重症化によりQOLが低下することで、治療意欲の低下に結び付きやすくなるため、早期から予防し、重症化を防ぐことが重要です。

● セルフケアのポイント

□ 皮膚を清潔に保つ。

□ 皮膚の乾燥を助長するため高い温度（40℃以上）でのシャワーや入浴は避ける。

□ 1日5〜6回程度こまめに保湿剤を使用する。

□ 保湿剤ののちに副腎皮質**ステロイド外用薬**を部分的に1日2回使用する。

strongest：デルモベート®、ジフラール® など

very strong：アンテベート®、マイザー®、トプシム® など

□ 水仕事の際にはゴム手袋などで保護する。

□ 締め付けの強い靴の着用を避ける。革靴やヒール靴などの着用は短時間にする。

□ 足の裏を保護するために厚手の靴下や軟らかい靴の中敷きを使用する。

□ 長時間の立位や歩行を避け、足底に負担がかからないようにする。

□ 綿の手袋や靴下を着用することで皮膚や爪を保護したり、保湿効果を高めたりする。

保湿剤の種類

保湿剤の種類を次に示します。

❶ヘパリン類似物質含有製剤（ヒルドイド®、ビーソフテン®ローション、外用泡状スプレー）

尿素軟膏と同等の保湿効果があり、全身に使用できます。ヒルドイド®にはソフト軟膏、クリーム、ローションがあります。乾燥の強い冬期には油脂分の強いもの（ソフト軟膏＞クリーム）を選択します。

❷白色ワセリン（プロペト®）

油脂性で、作用時間が長く亀裂に効果がありますが、べたつきとてかりがみられます。

❸尿素含有製剤（ウレパール®、ケラチナミン®、パスタロン®）

角質融解作用と保水作用があり、角質が厚い部分への短期間の使用をすすめます。亀裂部位には刺激を感じることがあります。ソフト軟膏、クリーム、ローションがあります。

❹ビタミン含有軟膏（ビタミンA：ザーネ軟膏®／ビタミンE・A：ユベラ軟膏®）

A製剤は角化の調整をします。E製剤は血流を促進して、表皮の新陳代謝を高めます。

冷却ジェルの使用

　手足の血管を冷やして収縮させ、血流を減らすことで抗がん剤の影響を抑える目的でフローズングローブ、フローズンソックスが使用されています。タキサン系による爪障害や**リポソーム化ドキソルビシン**によるHFSの軽減、**パクリタキセル**による化学療法誘因性の末梢神経障害（CIPN）の予防に効果があるとされています。

　冷却時には寒気などの不快感があるため、患者の希望に応じて使用します。また、皮膚がぬれた状態や素手、素足では使用しないよう説明し、凍傷に注意します。インナーには、通気性のよい薄手の手袋や靴下を着用します。

▼冷却ジェルの例（左：ソックス、右：グローブ）

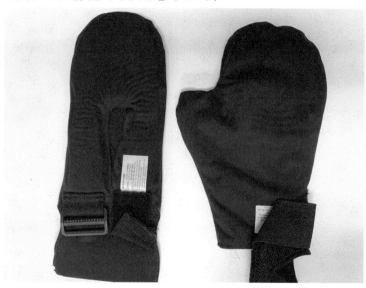

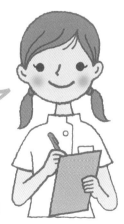

保湿剤を塗る習慣のない方には、起床時、朝食後、昼食後、夕食後、寝る前など塗るタイミングを決めて塗るよう指導しています。

新人ナース

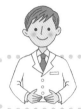

爪障害

爪母細胞は、細胞分裂が盛んであり、抗がん剤の影響を受けやすくなります。

爪障害の評価

爪障害には、爪の変色や脱落（次表）、**爪囲炎**（爪周囲の軟部組織の感染）などがあり、疼痛を伴うことがあります。線状隆起（垂直方向または水平方向の爪の隆起）が現れることもあります。爪の色素沈着は、投与後1〜2カ月で**タキサン系**に多く（約35〜45%）生じます。

▼爪脱落の評価規準（CTCAE v5.0）

有害事象	Grade 1	Grade 2	Grade 3	Grade 4	Grade 5
爪脱落	症状のない爪の剥離または爪の脱落	爪の剥離または爪の脱落による症状；身の回り以外の日常生活動作の制限	—	—	—

出典：有害事象共通用語規準v5.0日本語訳JCOG版 JCOGホームページhttp://www.jcog.jp/より

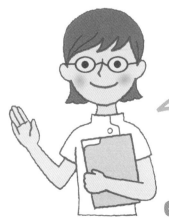

爪の変化をきたしやすい薬剤としては、ドセタキセル、パクリタキセル、リポソーム化ドキソルビシン、カペシタビン、テガフール・ギメラシル・オテラシルカリウム、分子標的薬（スニチニブ、ラパチニブ）などがあります。

ベテランナース

看護ケア（爪のケア）

爪の症状は、衣類の引っかかりや力が入りにくくなることで日常生活に影響を及ぼします。

人目に触れやすいことから、心理・社会面への影響も考慮する必要があります。

● **セルフケアのポイント**

☐ 爪がもろくなっている場合には、爪やすりを使用する。爪にも保湿剤を使用する。

☐ 爪が割れた場合にはネイル用グルー（接着剤）で補修することもできる。

☐ マニキュアで爪を保護したり、変色をカバーしたりする。

　　ベースコートやトップコートのみの重ね塗りでもよい。

　　爪色に近い薄いピンクやベージュ色は指先の黒ずみが目立つため避けたほうがよい。

☐ マニキュアを使用する際には週に1回程度は除光液で落として爪の状態を確認する。

☐ ジェルネイルは長期間の装着でカビや細菌の繁殖があり、すすめられない。

治験

　治験は、厚生労働省から薬として承認を受けるために行う**臨床試験**のことです。現在、患者さんの治療で使用されている薬剤は、治験で有効性や安全性が確認されて、国の承認を受けたものです。治験薬は、新しい治療であるため、効果がみられなかったり、予期しない副作用が出現したりすることがあります。**がん遺伝子パネル検査**の結果、遺伝子異常に合致した治療薬として治験薬が使用されることもあります。国立がん研究センター中央病院先端医療科のホームページ（https://www.ncc.go.jp/jp/ncch/clinic/epoc_phase1/030/index.html）で治験情報を検索することができます。

色素沈着

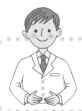

色素沈着は、皮膚、爪、粘膜に出現します。CTCAE v5.0（下の表）では、皮膚色素過剰（メラニンの過剰による皮膚色素沈着）と定義されています。

皮膚の色素沈着の評価

　日光に暴露される部分や手足の摩擦を受けやすい部位（辺縁・関節など）に、局所または広範囲にみられます。治療を中止すると数週間から2〜3カ月で改善するといわれていますが、数年持続することもあります。

　美白剤（ハイドロキノン、アルブチン、コウジ酸、トラネキサム酸、ビタミンCなど）の効果はなく、治療中に軽快させることは困難です。色素沈着の要因となる、紫外線の曝露や機械的刺激、接触性皮膚炎を避け、**スキンケア**を心がけることが重要です。

▼皮膚の色素沈着の評価規準（CTCAE v5.0）

有害事象	Grade 1	Grade 2	Grade 3	Grade 4	Grade 5
皮膚色素過剰	体表面積≦10%を占める 色素沈着；社会心理学的な影響はない	体表面積＞10%を占める 色素沈着；社会心理学的な影響を伴う	—	—	—

出典：有害事象共通用語規準v5.0日本語訳JCOG版 JCOGホームページhttp://www.jcog.jp/より

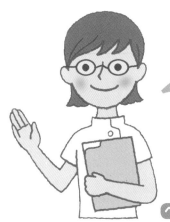

色素沈着をきたしやすい薬剤としては、テガフール・ギメラシル・オテラシルカリウム（47.3%）、ブレオマイシン（40.6%）、カペシタビン（35.4%）、リポソーム化ドキソルビシン（5〜30%）、アクチノマイシンD（16.1%）、分子標的薬（キナーゼ阻害薬）などがあります。

ベテランナース

日焼け止め（サンスクリーン剤）の使用

日中（8～16時）の外出時には、顔や手背などの曝露部に1年中使用します。使用後は、クレンジングや洗顔料できれいに落とします。日焼け止めの効果を示す数値として、SPFとPAがあります。SPFは炎症反応を起こすUVB（紫外線B波）、PAは即時型黒化反応を起こすUVA（紫外線A波）の防止効果を示すものであり、SPF30、PA++程度を基準に選択します。

紫外線吸収剤を使用したものは、皮膚内部への浸透性が高いため、肌トラブルを起こしやすくなります。「ウォータープルーフ」製品は、洗い流すことが容易でないため、皮膚に残りやすく注意が必要です。外出の際は、紫外線の少ない時間帯を選んだり、日傘や帽子、長袖の衣類などで紫外線を防いだりすることも大切です。

アピアランスケア

アピアランス（appearance）とは「外見」を示す言葉であり、アピアランスケアとは、「医学的・整容的・心理社会的支援を用いて、外見の変化を補完し、外見の変化に起因するがん患者の苦痛を軽減するケアである」と定義されています。アピアランスケアの目的は、患者が家族を含めた人間関係の中でその人らしく過ごせるよう支援することです。「外見の変化を補完する」ことは、実際的な「外見の加工」への支援のみならず、外見の変化に関わる「本人の認知」の変容を促進することであり、必ずしも変化する前の外見に戻すことではないといわれています。

科学的根拠（エビデンス）のない日常整容に関する支援においては、「基本的に今までどおりで、何かあったら変える」とするほうがリスクが少ないとされています。具体的な支援方法は、患者が「その人らしく過ごせる」方法であることが基準であり、その患者にとって実行可能で、自分らしいと思える方法を一緒に考えることが大切です。

出典：『臨床で活かすがん患者のアピアランスケア』（野澤桂子他著、南山堂）第1章「アピアランスケアとは」より引用

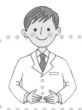

脱毛

がん薬物療法による脱毛は、薬剤が毛母細胞を傷害することによって起こり、頭髪だけでなく、まつ毛、眉毛、鼻毛、ひげ、腋毛、陰毛にも起こります。

脱毛の評価

脱毛は、2〜3週間後より始まり、1〜2カ月で頭皮の80〜90%が抜けてしまいます。治療を中止すると3〜6カ月の間で発毛がみられ、1年である程度の長さまで伸びてきますが、髪の毛の変色や縮毛など脱毛前と同じ髪質ではないことがあります。1年以上経過しても発毛が不十分な場合には、それ以降も十分に回復しないことが多いといわれています。

▼脱毛の評価規準（CTCAE v5.0）

有害事象	Grade 1	Grade 2	Grade 3	Grade 4	Grade 5
脱毛症	遠くからではわからないが近くで見るとわかる50%未満の脱毛; 脱毛を隠すために、かつらやヘアピースは必要ないが、通常と異なる髪形が必要となる	他人にも容易にわかる50%以上の脱毛; 患者が脱毛を完全に隠したいと望めば、かつらやヘアピースが必要; 社会心理学的な影響を伴う	—	—	—

出典：有害事象共通用語規準v5.0日本語訳JCOG版 JCOGホームページhttp://www.jcog.jpより

地方自治体の助成制度やメーカー（15歳以下が多い）、患者支援団体やNPO法人などによるウィッグの無償配布制度などの支援体制もあります。また、ファッションウィッグや通販の利用など、安価なウィッグに関する情報を医療者自身も把握しておく必要があります。

ベテランナース

脱毛の頻度

　脱毛の頻度は、薬剤の種類（次表）や投与量、投与スケジュールによって異なります。多剤併用では、脱毛を生じる割合が多くなります。分子標的薬であるソラフェニブ（54.6％）やベムラフェニブ（46.0％）、レゴラフェニブ（23.5％）でも生じます。

▼脱毛を生じやすい抗がん剤

発現頻度30％以上		発現頻度20～30％
ドセタキセル（93.9％）、	パクリタキセル（92.3％）	リポソーム化ドキソルビシン、
アムルビシン（70.4％）、	ドキソルビシン（61.6％）	ブレオマイシン、
シクロホスファミド（57.0％）、	ノギテカン（54.2％）	ビノレルビン、
メトトレキサート（5～50％）、	イリノテカン（5～50％）	エピルビシン、
エトポシド（44.4％）、	エリブリン（46.2％）	ビンクリスチン　　など
アクチノマイシンD（33.7％）、	イダルビシン（33.7％）	

出典：『臨床で活かすがん患者のアピアランスケア』（野澤桂子他著、南山堂）を参考に制作

看護ケア

　脱毛は、外見の変化をきたすことで精神的苦痛を生じやすく、QOLに大きく影響します。脱毛の頻度、脱毛と発毛の時期、ウィッグや帽子などでのカモフラージュ方法について説明します。治療開始から脱毛までの数週間の間に準備できるよう、脱毛前から情報提供をしておきます。患者の思いを確認しながら必要な情報を提供していくことが大切です。

● セルフケアのポイント

□ 髪の長い患者では、脱毛前に髪を短めに切っておくと頭皮ケアがしやすい。
　排水溝や枕などの抜け毛処理がしやすく、抜けた髪の量も少なく感じられる。
□ 頭皮は顔よりも2倍以上皮脂が多いため頭皮の清潔を保つ。
□ 洗髪剤は刺激の少ないものを選び、よく泡立てて使用する。十分にすすぎをする。
□ 高温でのドライヤーや硬いブラシの使用は避ける。
□ パーマやカラーリングは適した長さまで毛髪が伸びて（1年程度）から行う。
□ 目や鼻にごみが入りやすくなるため、メガネやマスクを使用する。
□ フレームのあるメガネを使用することで、まつ毛の脱毛を目立たないようにカモフラージュすることもできる。
□ まつ毛の脱毛にはつけまつ毛を使用してもよい。
□ 眉毛の脱毛には顔写真を見ながら描いたり、眉毛プレートを使用したりする。

ウィッグの情報提供

　ウィッグは、女性でも必要としない人、男性でも必要とする人がいます。メーカーによって価格もそれぞれであり、患者の価値観やライフスタイルに合わせた使用をすすめます。製品を実際に見たりかぶってみたりして、自分に合ったものを選ぶことが大切です。男性用は種類が少なく、白髪では値段も高めになります。

□ 髪型をウィッグに合わせてカットしておくと自身も周囲も慣れ、ウィッグへ移行しやすくなる。脱毛後に2回程度サイズ調整が必要となる。
□ 脱毛前の写真を撮っておくと、脱毛後に写真に合わせて購入することができる。
□ 白髪はウィッグの種類が少なくなるためウィッグに合わせて髪を染めておくのもよい。
□ 男性用の製品は限られているため女性用をカットして使用することもできる。
□ 脱毛前と同じにはなれない。似合うもの、かぶりやすいものを選択する。
□ 通販サイトでは、返品・交換ができることを必ず確認しておく。

ウィッグの製品情報

　患者が使用する前提のものを「医療用ウィッグ」と呼び、ファッションウィッグと区別してしていますが、明確な定義はないようです。一部の製品では、JIS（日本産業規格）の認証を受けています。

●ウィッグの素材

　ウィッグには、人毛、人工毛、ミックスの3種類があります。およそ7〜10日ごとにシャンプーが必要です。人工毛（アクリル系化学繊維）は熱と摩擦に弱く、人毛の割合が多いほうが長持ちするといわれています。人毛100%では、ヘアカラーやパーマも可能です。洗髪後にはドライヤーで乾かす必要があります。人工毛やミックスは自然乾燥で元のスタイルに戻ります。

●ウィッグの製法

　既製品とオーダーメードがあります。セミオーダーでは、カットやカールなど希望のスタイルをつくることができ、当日の受け渡しも可能です。フルオーダーは、特別な髪色やスタイルなども可能ですが、完成までに1カ月以上かかり、価格も高くなります。ハンドメイドの製品は、手で植えていくため、つむじがあり毛の流れが自然ですが、価格は高めとなります。

　脱毛の前後では1〜2cmほどサイズが変わりますが、ウィッグにはサイズ調整機能（アジャスター）が付いていることが多く、ある程度の調整は可能です。帽子と組み合わせて使用できる部分ウィッグ（キャップ式、前髪用、襟足用など）もあります。

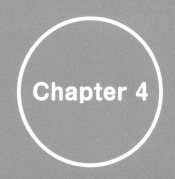

分子標的薬の特徴

分子標的薬の特徴を理解して
患者説明や副作用管理に役立てましょう。

分子標的薬の分類

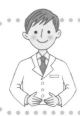

分子標的薬は、細胞外の増殖因子（リガンド）や細胞膜上の受容体（レセプター）、細胞内のシグナル伝達分子など、がん細胞の増殖に関与する分子（標的分子）を発現している細胞にだけ特異的に作用する薬剤です。

分子標的薬の種類

分子標的薬は、細胞増殖に関わる一連のシグナル伝達経路を遮断することで抗腫瘍効果を示します（図）。分子の大きさにより、大分子化合物である**モノクローナル抗体薬**（以下、**抗体薬**）と低分子化合物である**小分子薬**に分類されます（次ページの表）。

▼がん細胞における標的分子の発現部位

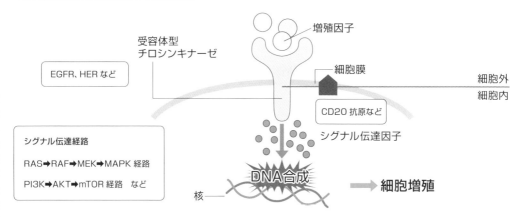

出典：『初めの一歩は絵で学ぶ腫瘍学』（元雄良治、じほう、2015年）より

抗体薬は分子が大きいため、細胞外で作用します。標的分子への特異性が高く、体内半減期は約3週間と長くなります。小分子薬は分子が小さいため、細胞内で作用します。薬物代謝酵素の影響を受けるため、ほかの薬との相互作用が問題となります。標的分子は、必ずしも腫瘍細胞に特異的ではなく、正常細胞にも存在します。また、小分子薬では、標的分子以外にも作用することで消化器・肝臓・皮膚・肺などに特徴的な副作用を生じることがあります。

▼主な分子標的薬の分類

標的分子	構造による分類	
	抗体薬（大分子化合物）	小分子薬（低分子化合物）
EGFR（HER1）	・抗EGFR抗体薬	・EGFRチロシンキナーゼ阻害薬
HER2	・抗HER2抗体薬	・HER2チロシンキナーゼ阻害薬
VEGF VEGFR	・抗VEGF抗体薬 ・抗VEGFR-2抗体薬	・VEGFRチロシンキナーゼ阻害薬 （マルチキナーゼ阻害薬）
融合蛋白		・BCR-ABL阻害薬　ROS1阻害薬 ・ALK阻害薬
セリン・スレオニンキナーゼ		・mTOR阻害薬　MEK阻害薬 ・BRAF阻害薬
細胞表面抗原（分化抗原）	・抗CD20抗体薬　　など	
RANKL	・抗RANKL抗体薬	
免疫チェックポイント分子 （PD-1、PD-L1、CTLA-4）	・抗PD-1抗体薬 ・抗PD-L1抗体薬 ・抗CTLA-4抗体薬	

出典：『薬がみえるVer.3 悪性腫瘍と薬』（医療情報科学研究所、メディックメディア、2016年）より

分子標的薬はどんどん増えています。標的分子と抗体薬、小分子薬で分けてみるとわかりやすいですね。

先輩ナース

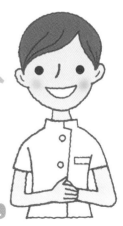

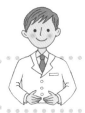

がんの遺伝子検査

がんの遺伝子検査では、生検や手術で摘出したがん組織を用います。

コンパニオン診断

遺伝子変異を検査して、薬剤の有効性や副作用発現の個人差を事前に把握することを**コンパニオン診断**と呼びます。コンパニオン診断薬を用いた**バイオマーカー**（生体の情報を表す指標）に基づいて、薬剤を選択することを**個別化治療**といいます。治療効果を予測するバイオマーカーでは、効果が期待できる分子標的薬を選択することができます。**UGT1A1遺伝子多型**は、イリノテカン（カンプト®）の副作用を予測するバイオマーカーで、血液を用いて検査します。

▼主なバイオマーカーの種類と対応する薬剤

	バイオマーカー	対応する主な薬剤	遺伝子変異の割合
が ん 組 織 検 査	HER2　陽性	・トラスツズマブ ・ペルツズマブ ・トラスツズマブエムタンシン ・ラパチニブ	乳がん　20〜30%
		・トラスツズマブ	胃がん　10〜20%
	EGFR　変異型	・ゲフィチニブ　　　・オシメルチニブ ・エルロチニブ　　　・ダコミチニブ ・アファチニブ	非小細胞肺がん（腺癌）　約50%
	RAS　変異型 （EGFR陽性）	・セツキシマブ ・パニツムマブ	大腸がん　約50%
	KIT　変異型	・イマチニブ	GIST　約90%
	BCR-ABL 融合遺伝子	・イマチニブ　　　・ニロチニブ ・ダサチニブ　　　・ポナチニブ	慢性骨髄性白血病　90〜95% 成人の急性リンパ性白血病　約30%
	ALK融合遺伝子	・クリゾチニブ　　　・セリチニブ ・アレクチニブ　　　・ロルラチニブ	非小細胞肺がん（腺癌）　3〜5%
	ROS1融合遺伝子	・クリゾチニブ	非小細胞肺がん（腺癌）　1〜2%
	BRAF　変異型	・ダブラフェニブ ・ベムラフェニブ	悪性黒色腫　40〜50% 非小細胞肺がん（腺癌）0.3%

出典：『薬がみえるVer. 3 悪性腫瘍と薬』（医療情報科学研究所、メディックメディア、2016年）を参考に作成

がんゲノム医療

がん遺伝子パネル検査は、がんゲノム（がん遺伝情報）に基づく医療として、多数の遺伝子を同時に調べる検査で、標準治療がないか終了した固形がんで行われます。ある特定の遺伝子変異があった場合には、臨床試験を含めて治療の効果が期待できる薬があるかどうかを検討します。

治療に役立つ遺伝子変異がみつからなかったり、変異があっても使用できる薬がなかったりする場合もあります。また、がんになりやすい遺伝子を持っていることがわかることもあります。この検査は、がんゲノム医療を提供する基準を満たした施設で行われています。

▼筆者が勤務する病院におけるゲノム診療科外来の流れ

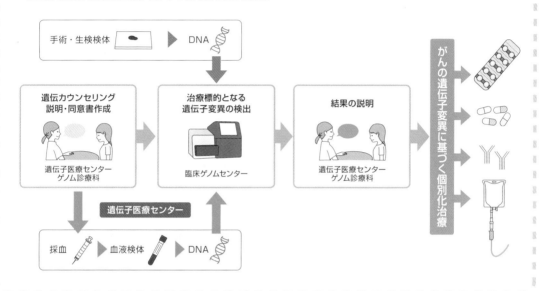

次世代シーケンサー（NGS）を使って、一度に多くの遺伝子情報を得ることが可能となりました。薬事承認を得ているがん遺伝子パネル検査には、OncoGuide™NCCオンコパネルシステム（114遺伝子が対象）およびFoundationOne® CDxがんゲノムプロファイル（324遺伝子が対象）の2種類があります。

ベテランナース

遺伝カウンセリング

　遺伝カウンセリングとは、遺伝性疾患の患者・家族またはその可能性のある人に対して、生活設計上の選択を自らの意思で決定し行動できるように、臨床遺伝学的診断を行い、臨床遺伝学的診断に基づき遺伝予後などの適切な情報を提供し、支援する医療行為とされています。

　遺伝カウンセリングに関連する専門資格として、臨床遺伝専門医、認定遺伝カウンセラー、遺伝看護専門看護師が認定されています。**遺伝性腫瘍**においては、患者はがんという状況に加え、遺伝という問題とも向き合うことになります。遺伝子検査の結果は、患者だけでなく、血縁者にも影響してきます。遺伝性腫瘍に対する遺伝カウンセリングでは、遺伝子検査の結果による心理社会的影響をアセスメントして、患者の意思決定を支援することが重要です。

MSI検査

　DNAを修復するしくみであるミスマッチ修復（MMR）機能が働かず、塩基の繰り返し配列（**マイクロサテライト**と呼ばれる場所）で複製ミスが積み重なっている状態を**MSI（マイクロサテライト不安定性）**と呼びます。MSI検査で陽性となったMSI-High（高頻度マイクロサテライト不安定性）固形がんに、ペムブロリズマブ（キイトルーダ®）が使用できます。

　MSI検査は、生検や手術で摘出したがん組織で行います。保険診療で受けることができ、1〜2週間程度で結果がわかります。MSIは、特に消化器がん（大腸・小腸・胃がん）や婦人科がん（子宮内膜がん・子宮頸がん）で発現頻度が高いといわれています。MSI検査は、**遺伝性腫瘍**であるリンチ症候群（遺伝性非ポリポーシス大腸がん：HNPCC）の診断スクリーニングにも使用されています。リンチ症候群は、常染色体優性遺伝（50％の確率で遺伝する）で、大腸がん以外にも子宮体がん、卵巣がん、胃がん、小腸がん、腎盂・尿管がんなどになりやすいとされています。遺伝性腫瘍が疑われる場合は、遺伝性疾患の専門外来など遺伝カウンセリングの専門家への相談がすすめられます。

がん遺伝子とがん抑制遺伝子

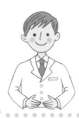

ほとんどのがんは、喫煙や生活習慣、加齢などの原因による後天的な遺伝子変異によって発生します。とはいえ、先天的な遺伝子変異（ほとんどががん抑制遺伝子の変異）が主な原因となって発病する遺伝性腫瘍（家族性腫瘍）もあります。発がんの原因となる遺伝子変異には、がん遺伝子が過剰に活性化する場合と、がん抑制遺伝子の機能が消失する場合があります。

✚ がん遺伝子

細胞増殖を促進する遺伝子で、対立遺伝子の片側の変異だけでも発がん性を発揮します。

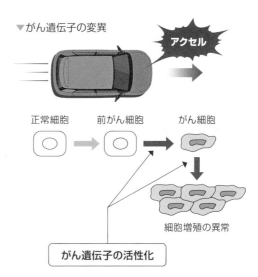

▼がん遺伝子の変異

アクセル

正常細胞　前がん細胞　がん細胞

細胞増殖の異常

がん遺伝子の活性化

出典：『初めの一歩は絵で学ぶ腫瘍学』（元雄良治、じほう、2015年）

▼遺伝子とがんの関係

遺伝子	変異を認めるがんの例
EGFR	肺がん、頭頸部がん、膠芽腫
HER2	乳がん、胃がん
RAS	膵がん、大腸がん、肺がん
MYC	乳がん、大腸がん、神経芽腫
BCR-ABL	慢性骨髄性白血病
EML4-ALK	肺がん

出典：『薬がみえるVer. 3 悪性腫瘍と薬』（医療情報科学研究所、メディックメディア、2016年）

がん抑制遺伝子

　細胞増殖を抑制する遺伝子で、対立遺伝子の両側が変異した場合にのみ発がん性を発揮します。多くは組織特異的です。

▼がん抑制遺伝子の変異

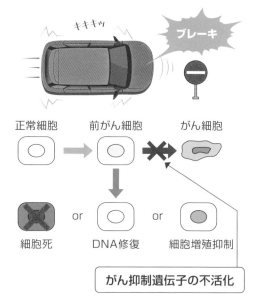

出典：『初めの一歩は絵で学ぶ腫瘍学』（元雄良治、じほう、2015年）

▼遺伝子とがんの関係

遺伝子	変異を認めるがんの例
P53	様々ながん（がん全体の半数）
P16	膵がん、食道がん、悪性黒色腫
RB	網膜芽腫、骨肉腫、小細胞肺がん
APC	大腸がん
PTEN	膠芽腫、子宮体がん
BRCA1/2	乳がん、卵巣がん

出典：『薬がみえるVer.3悪性腫瘍と薬』（医療情報科学研究所、メディックメディア、2016年）

遺伝性乳がん卵巣がん症候群

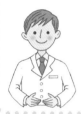

生殖細胞変異によって起こっているものを**遺伝性腫瘍**と呼び、がん全体の5〜10%程度といわれています。遺伝性腫瘍に関連する遺伝子として、がん遺伝子やがん抑制遺伝子、DNA修復関連遺伝子などがあります。がん抑制遺伝子であるBRCA1／2遺伝子の変異は、常染色体優性遺伝（50%の確率で遺伝）であり、遺伝性乳がん卵巣がん症候群（以下HBOC*）の原因となります。

HBOC患者の特徴

HBOCの患者には、次のような特徴があります。

・家系内に乳がんや卵巣がんの患者が複数いる。
・若年性で発症している（50歳以下）。
・乳がんと卵巣がんの両方を発症している。
・片側または両側の乳房に複数回乳がんを発症している。
・**トリプルネガティブ**乳がん（TNBC）である（60歳以下）。
・家系内に男性乳がん、膵がん、前立腺がんの患者がいる。

HBOCのリスク

　乳がん患者の3〜5%、卵巣がん患者の7.4%にBRCA1／2遺伝子変異があるといわれています。70歳までにがんを発症する確率は、乳がんではBRCA1、2いずれかの変異で約80%、卵巣がんではBRCA1の変異で約40%、BRCA2の変異で約20%となっています。リスク低減乳房切除術（RRM）やリスク低減卵巣卵管切除術（RRSO）については、がんの発症リスクの低減効果が認められていますが、現時点では保険診療外の治療となっています。

　PARP阻害薬である**オラパリブ（リムパーザ®）**は、BRCA遺伝子変異陽性の卵巣がんにおける初回薬物療法後の維持療法、BRCA遺伝子変異陽性のHER2陰性乳がんに使用することができます。BRCA遺伝子の検査は、**血液検査**で行います。

＊HBOC　hereditary breast and ovarian cancerの略。

主な抗体薬の種類と作用機序

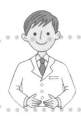

抗体薬は、分子量が大きいため（大分子化合物）、細胞外で効果を発揮します。キメラ抗体、ヒト化抗体および完全ヒト型であるヒト抗体があります。

主な抗体薬の種類

抗体薬には、細胞外の**増殖因子（リガンド）**または細胞膜上の**受容体**（レセプター）と結合してシグナル伝達を遮断するもの、細胞膜上の分子（分化抗原）を標的として免疫系を介した作用により抗腫瘍効果を示すものがあります（次表）。

▼主な抗体薬の種類

分類	標的分子	商品名（一般名）	適応症
分化抗原 標的抗体薬	CD20抗原	リツキサン® （リツキシマブ）	悪性リンパ腫 慢性リンパ性白血病
リガンド 阻害薬	VEGF （血管内皮増殖因子）	アバスチン® （ベバシズマブ）	大腸がん、乳がん、非小細胞肺がん 悪性神経膠腫、卵巣がん、子宮頸がん
	RANKL （NF-kB活性化受容体リガンド）	ランマーク® （デノスマブ）	多発性骨髄腫 固形がん骨転移
抗受容体抗 体薬	EGFR （上皮成長因子受容体）	アービタックス® （セツキシマブ）	大腸がん（KRAS、NRAS野生型） 頭頸部がん
		ベクティビックス® （パニツムマブ）	大腸がん（KRAS、NRAS野生型）
	HER2 （ヒト上皮成長因子 受容体2型）	ハーセプチン® （トラスツズマブ）	乳がん、胃がん
		カドサイラ® （トラスツズマブエムタンシン）	乳がん
		パージェタ® （ペルツズマブ）	乳がん
	VEGFR-2（血管内皮 増殖因子受容体2型）	サイラムザ® （ラムシルマブ）	胃がん、大腸がん、非小細胞肺がん 肝がん

出典：各薬剤添付文書を参考に作成

分化抗原標的抗体薬

　細胞膜上の分子（分化抗原）を標的とする抗体薬には、標的分子と結合し抗体薬に免疫細胞が集まる抗体依存性細胞介在性細胞傷害作用（ADCC）や、結合した補体を活性化させる**補体依存性細胞傷害作用**（CDC）があります。**リツキシマブ（リツキサン®）**は、B細胞系が発現する CD20抗原を標的としたキメラ抗体（抗CD20抗体薬）です。CD20陽性の悪性リンパ腫や慢性リンパ性白血病のほか、自己免疫疾患に使用されることもあります。免疫抑制作用があるため、B型肝炎ウイルス（HBV）の再活性化に注意が必要です。

リガンド（増殖因子）阻害薬

　ベバシズマブ（アバスチン®）は、血管内皮増殖因子（以下**VEGF**）に対するヒト化抗体です（抗VEGF抗体薬）。細胞外でVEGFと特異的に結合することにより、VEGFとVEGF受容体（以下**VEGFR**）との結合を阻害します。がん細胞への栄養供給や浸潤・転移の経路となる**血管新生**を抑制することで、がん細胞の浸潤・転移を特異的に抑制する作用があります。

　また、がん組織間圧を正常化することで使用薬剤の到達を促進したり、胸水や腹水を減少させたりする作用もあります。

　多発性骨髄腫や固形がんの骨転移に使用されている**デノスマブ（ランマーク®）**は、骨芽細胞が産生するNF-kB活性化受容体リガンド（RANKL）に対するヒト抗体です。

抗受容体抗体薬

　抗受容体抗体薬を以下に示します。

●抗EGFR抗体薬

　セツキシマブ（アービタックス®）は上皮成長因子受容体（以下**EGFR**）に対するキメラ抗体、**パニツムマブ（ベクティビックス®）**はEGFRに対するヒト抗体です。抗EGFR抗体薬は、がん細胞膜上のEGFRと結合して2量体化を阻害し、細胞内へのシグナル伝達（**RAS**➡RAF➡MAPK経路）が抑制されることで抗腫瘍効果を発揮します。

　大腸がん（結腸・直腸がん）では、細胞内のシグナル伝達分子の1つであるRAS（KRAS、NRAS）の遺伝子変異によりRASが活性化した状態となり、EGFRからの刺激がなくてもシグナル伝達が起こり続けます。RAS変異型では、薬剤の効果が消失することから、抗EGFR抗体薬は、遺伝子変異のないKRAS、NRAS野生型で使用されます。

　大腸がん患者の約5〜10％に**BRAF**遺伝子変異がみられており、薬剤の有効性が乏しく、予後不良といわれています。BRAF変異を認める大腸がんでは、RAS遺伝子変異を認めません（相互排他）。また、**MSI**-High大腸がんは、大腸の右側に多く、高率にBRAF遺伝子変異を認めるため、BRAF遺伝子検査は、リンチ症候群の診断にも補助的に用いられます（リンチ症候群では、BRAF遺伝子変異はほとんど検出されません）。セツキシマブ（アービタックス®）は、頭頸部がんでも使用されています。

●抗HER2抗体薬

トラスツズマブ（ハーセプチン®）とペルツズマブ（パージェタ®）は、ヒト上皮成長因子受容体2型（以下HER2）に対するヒト化抗体です。抗HER2抗体薬は、がん細胞膜上のHER2と特異的に結合して、その結合した抗体薬に免疫細胞が集まる抗体依存性細胞介在性細胞傷害作用（ADCC）により抗腫瘍効果を発揮します。

また、HER2は、HER2同士や他のHERと2量体を形成して活性化するため、本薬剤がHER2と結合して、HER2を減少させることで細胞内への増殖シグナルを抑制する機序もあるといわれています。抗HER2抗体薬は、主に乳がんで使用されています。

トラスツズマブエムタンシン：T-DM 1（カドサイラ®）は、トラスツズマブ（ハーセプチン®）に微小管重合阻害作用のあるエムタンシン（DM1）を結合させた薬剤です。ペルツズマブ（パージェタ®）は、増殖促進活性が最も強いHER2とHER3の2量体形成を阻害する作用があり、トラスツズマブ（ハーセプチン®）との併用で相乗効果を発揮します。

●抗VEGFR-2抗体薬

ラムシルマブ（サイラムザ®）は、血管内皮増殖因子受容体（以下VEGFR-2）に対するヒト抗体です。抗VEGFR-2抗体は、細胞外でVEGFR-2と特異的に結合することにより、VEGFとVEGFR-2との結合を阻害して**血管新生**を抑制します。

---

column

抗体薬の薬剤名

抗体薬は、標的とする分子に特異的に結合する単一の抗体（**モノクローナル抗体**）を大量に産生して薬物としています。薬剤名の「マブ（-mab）」はモノクローナル抗体monoclonal antibody、「ツ（-tu）」は腫瘍tumorを標的とした薬物につけられています。**キメラ抗体**は「キシマブ（-ximab）」、ヒト化抗体は「ズマブ（-zumab）」、ヒト抗体は「ウマブ（-umab）」と名づけられています（71ページ参照）。セツキシマブはCmab、トラスツズマブはTmab、ベバシズマブはBmab、パニツムマブはPmabと呼ばれることもあります。ベバシズマブは、血管内皮細胞を標的としているため、「ツ（-tu）」は付いていません。**小分子薬**には、ソラフェニブのように阻害薬inhibitorの「ニブ（-nib）」が付いています。

免疫チェックポイント阻害薬

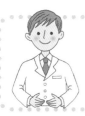

T細胞は、がん細胞から生じた抗原（がん抗原）を提示している細胞に攻撃を加えて排除します。T細胞の免疫活性を制御する機構を**免疫チェックポイント**と呼びます。

免疫チェックポイント阻害薬の種類

がん細胞は、細胞膜上に抑制シグナル分子であるPD-L1（プログラム細胞死リガンド1）を発現し、活性化したT細胞上にあるPD-1（プログラム細胞死1受容体）と結合することで、T細胞の活性を抑制（不活性化）して攻撃を回避（免疫寛容）します。また、抗原提示細胞が発現するCD80／86がCTLA-4（ヒト細胞傷害性T細胞抗原4）と結合することでも、T細胞は不活性化します。

免疫チェックポイント阻害薬（次表）は、免疫寛容に関わるPD-1、PD-L1、CTLA-4と結合し、免疫寛容を解除する（T細胞の活性が抑制されない）ことで抗腫瘍効果を発揮します。

▼免疫チェックポイント阻害薬の種類

分類	標的分子	商品名（一般名）	適応症
免疫チェックポイント阻害薬	PD-1 （プログラム細胞死1受容体）	オプジーボ® （ニボルマブ）	悪性黒色腫、非小細胞肺がん、腎がん 悪性胸膜中皮腫・食道がん MSI-High大腸がん ホジキンリンパ腫、胃がん、頭頸部がん
		キイトルーダ® （ペムブロリズマブ）	悪性黒色腫、ホジキンリンパ腫 尿路上皮がん、PD-L1陽性非小細胞肺がん 腎がん、頭頸部がん 標準治療の困難なMSI-High固形がん
	PD-L1 （プログラム細胞死リガンド1）	テセントリク® （アテゾリズマブ）	非小細胞肺がん 小細胞肺がん、PD-L1陽性のトリプルネガティブ乳がん
		イミフィンジ® （デュルバルマブ）	非小細胞肺がん ※CCRT後維持療法
		バベンチオ® （アベルマブ）	メルケル細胞がん（皮膚神経内分泌腫瘍） 腎がん
	CTLA-4（ヒト細胞傷害性T細胞抗原4）	ヤーボイ® （イピリムマブ）	悪性黒色腫、腎がん ※ニボルマブ併用

出典：各薬剤添付文書を参考に作成

抗PD-1抗体薬

ニボルマブ（オプジーボ®）はPD-1に対するヒト抗体で、ペムブロリズマブ（キイトルーダ®）はPD-1に対するヒト化抗体です。T細胞上にあるPD-1と特異的に結合することによりPD-1とPD-L1の結合を阻害して、がん抗原に特異的なT細胞を再活性化させます。ペムブロリズマブ（キイトルーダ®）は、MSI-High（高頻度マイクロサテライト不安定性）固形がんにも適応となりました。非小細胞肺がんでは、がん組織検査でPD-L1陽性の場合（約70%）に使用されます。

抗PD-L1抗体薬

アテゾリズマブ（テセントリク®）、デュルバルマブ（イミフィンジ®）、アベルマブ（バベンチオ®）はPD-L1に対するヒト化抗体です。アテゾリズマブ（テセントリク®）は、トリプルネガティブ乳がんでも使用できるようになりましたが、PD-L1の組織検査が必要です。

抗CTLA-4抗体薬

イピリムマブ（ヤーボイ®）は、CTLA-4に対するヒト抗体で、ニボルマブ（オプジーボ®）との併用で使用されています。抗CTLA-4抗体薬によりT細胞の過剰な免疫反応が起こると、それを抑制するためにPD-1／PD-L1を介した抑制シグナルが働いてT細胞の作用が十分に発揮できなくなります。抗CTLA-4抗体薬と抗PD-1抗体薬を併用することで、相乗的な抗腫瘍効果が期待できます。

免疫関連有害事象（irAE*）

免疫チェックポイント阻害薬では、免疫反応の活性化に関連した副作用（irAE）を起こすことがあり、ステロイドなどの免疫抑制剤で対応します。irAEは下に示すとおり、皮膚・消化器・肝臓・肺・内分泌に比較的多く生じます。**インフュージョンリアクション**の頻度は1～4%と低く、初回投与30分以内に生じることが多いといわれています。

間質性肺疾患、1型糖尿病、大腸炎・重度の下痢、腎機能障害、重度の皮膚障害、膵炎、神経障害、ギラン・バレー症候群、筋炎・横紋筋融解症、重症筋無力症、脳炎・髄膜炎、肝機能障害、内分泌障害、甲状腺機能障害、下垂体機能障害、副腎機能障害、ぶどう膜炎、脳炎・髄膜炎など

＊irAE　immune-related adverse eventsの略。

主な小分子薬の種類と作用機序

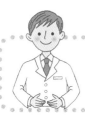

小分子薬は、分子量が小さく（低分子化合物）、細胞内のシグナル伝達分子を標的として作用します（下表）。

主な小分子薬の種類

多くは酵素（キナーゼ）阻害薬で、複数の分子を標的とするマルチキナーゼ阻害薬もあります。

キナーゼは、シグナル伝達、エネルギー代謝など重要な役割を持っています。

▼主な小分子薬の種類

分類	標的	商品名（一般名）	適応症
受容体型チロシンキナーゼ阻害薬	EGFR	イレッサ®（ゲフィチニブ） ジオトリフ®（アファチニブ） タグリッソ®（オシメルチニブ） ビジンプロ®（ダコミチニブ）	非小細胞肺がん
		タルセバ®（エルロチニブ）	非小細胞肺がん、膵がん
	HER2／EGFR（HER1）	タイケルブ®（ラパチニブ）	乳がん
	VEGFR	インライタ®（アキシチニブ）	腎がん
	VEGFR PDGFR KIT など （マルチキナーゼ阻害薬）	ネクサバール®（ソラフェニブ）	腎がん、肝がん、甲状腺がん
		スーテント®（スニチニブ）	腎がん、GIST、膵神経内分泌腫瘍
		スチバーガ®（レゴラフェニブ）	大腸がん、GIST
		ヴォトリエント®（パゾパニブ）	悪性軟部腫瘍、腎がん
		レンビマ®（レンバチニブ）	甲状腺がん
		カプレルサ®（バンデタニブ）	甲状腺髄様がん（RET融合遺伝子1〜2%）
融合遺伝子産生チロシンキナーゼ阻害薬		ザーコリ®（クリゾチニブ）※ アレセンサ®（アレクチニブ） ジカディア®（セリチニブ） ローブレナ®（ロルラチニブ）	非小細胞肺がん 　ALK融合遺伝子陽性 　ROS1融合遺伝子陽性（※ザーコリ®が有効）
		グリベック®（イマチニブ）	CML、Ph陽性ALL、KIT陽性GISTなど
BRAF阻害薬		ゼルボラフ®（ベムラフェニブ）	悪性黒色腫
		タフィンラー®（ダブラフェニブ）	悪性黒色腫、非小細胞肺がん ※トラメチニブ併用
MГK阻害薬		メキニスト®（トラメチニブ）	悪性黒色腫、非小細胞肺がん ※ダブラフェニブ併用

出典：各薬剤添付文書を参考に作成

キナーゼ阻害薬の分類

キナーゼは、蛋白質などの基質にリン酸を付加する酵素です。キナーゼ阻害薬は、細胞内で標的蛋白質のチロシンをリン酸化するチロシンキナーゼや、標的蛋白質のセリンまたはスレオニンをリン酸化するセリン・スレオニンキナーゼの活性を抑制することで、シグナル伝達を阻害します。

チロシンキナーゼは、細胞膜上に存在し、受容体として機能している受容体型チロシンキナーゼと、細胞内に存在する非受容体型チロシンキナーゼとに分類されます。融合遺伝子から産生された蛋白質（融合蛋白）が細胞内で活性化された非受容体型チロシンキナーゼには、BCR-ABL融合蛋白やALK融合蛋白、ROS1融合蛋白があります。

受容体型チロシンキナーゼ阻害薬

受容体型チロシンキナーゼ阻害薬を以下に示します。

●EGFRチロシンキナーゼ阻害薬

EGFRの細胞内チロシンキナーゼを阻害し、EGFR遺伝子変異陽性の非小細胞肺がんで使用されています。

EGFR遺伝子変異は、主にエクソン19欠失変異やエクソン21コドン858変異で、腺がん、女性、アジア人、非喫煙者に多くみられています。オシメルチニブ（タグリッソ®）は、ゲフィチニブ（イレッサ®）と比較してPFSの有意な改善が報告されています。また、EGFRチロシンキナーゼ阻害薬に耐性を示すEGFR変異型（エクソン20 T790M変異）に対して、不可逆的にチロシンキナーゼ活性を阻害することで抗腫瘍効果を発揮します。エルロチニブ（タルセバ®）は、膵がんでも使用されています。

●EGFR（HER1）／HER2チロシンキナーゼ阻害薬

HER（ヒト上皮成長因子受容体）分子はHER1～4（HERファミリーともいう）まであり、EGFRはHER1とも呼ばれています。ラパチニブ（タイケルブ®）は、EGFR（HER1）およびHER2の細胞内チロシンキナーゼを阻害し、HER2が細胞膜上に確認された乳がんで使用されています。血液脳関門を通過することから、脳転移への効果も期待されています。

EGFR遺伝子変異陽性の非小細胞肺がんで使用されているアファチニブ（ジオトリフ®）やダコミチニブ（ビジンプロ®）は、HER3を除くHER分子のすべてに作用し、長時間作用型の特徴があります。他の薬剤と比較して下痢が高頻度で出現します。

●VEGFRチロシンキナーゼ阻害薬

VEGFRは、血管新生やリンパ管新生を調整する受容体型チロシンキナーゼであり、がん細胞の増殖や転移に関与しています。VEGFRは1～3まであり、VEGFR-1～2は**血管新生**、VEGFR-3はリンパ管新生に関与しています。

腎がんで使用されているアキシチニブ（インライタ®）は、VEGFR-1～3の細胞内チロシンキナーゼを阻害し、血管新生とともにリンパ管新生も阻害します。

VEGFRチロシンキナーゼ阻害薬の多くは、その他にも様々なキナーゼ活性を阻害（複数の標的分子に作用）することから**マルチキナーゼ阻害薬**（多標的阻害薬）と呼ばれています。ソラフェニブ（ネクサバール®）、スニチニブ（スーテント®）、レゴラフェニブ（スチバーガ®）、パゾパニブ（ヴォトリエント®）は、PDGFR（血小板由来増殖因子受容体）やKITなども標的としています。マルチキナーゼ阻害薬では、HFSが高頻度で出現します。

融合遺伝子産生チロシンキナーゼ阻害薬

融合遺伝子産生チロシンキナーゼ阻害薬を以下に示します。

● BCR-ABL 阻害薬

慢性骨髄性白血病（CML）や成人の急性リンパ性白血病（ALL）の一部では、異常染色体であるフィラデルフィア染色体（以下 Ph 染色体）により BCR-ABL 融合遺伝子が形成され、異常蛋白（BCR-ABL 融合蛋白）が産生されています。BCR と融合した ABL は、恒常的に活性化し、造血幹細胞の腫瘍性増殖を起こします。イマチニブ（グリベック®）は、KIT や PDGFR などのチロシンキナーゼも阻害するため、KIT 陽性 GIST（消化管間質腫瘍）でも使用されます。

● ALK 阻害薬

ALK 遺伝子が他の遺伝子（EML4）と融合した EML4-ALK 融合遺伝子では、恒常的に活性化した ALK 融合蛋白が形成され、発がんの原因となります。ALK 融合遺伝子は、特にがん増殖能が高く、非小細胞肺がんの中でも腺がんに特異的です。

クリゾチニブ（ザーコリ®）は、ALK 融合遺伝子陽性の非小細胞肺がんに使用されています。アレクチニブ（アレセンサ®）は、クリゾチニブ（ザーコリ®）と比較して PFS の有意な改善が報告されており、一次治療が推奨されています。また、耐性となった変異型に対しても阻害活性を示しています。セリチニブ（ジカディア®）やロルラチニブ（ローブレナ®）は、クリゾチニブ（ザーコリ®）に抵抗性または不耐容の場合に使用されます。

肺がんの 1〜2％で ROS1 融合遺伝子が認められており、クリゾチニブ（ザーコリ®）が有効とされています。非小細胞肺がん（腺がん）に特異的にみられます。

肺がんはたくさんのお薬が開発されていますね。自分に合ったお薬が検査でわかるのですね。

患者さん

セリン・スレオニンキナーゼ阻害薬

　セリン・スレオニンキナーゼ阻害薬を以下に示します。

●mTOR阻害薬
（エムトール）

　mTORはセリン・スレオニンキナーゼであり、活性化すると標的蛋白質のセリンまたはスレオニンをリン酸化します。mTOR阻害剤には、注射剤であるテムシロリムス（トーリセル®）と経口薬であるエベロリムス（アフィニトール®）があり、腎がんで使用されています。免疫抑制作用があり、感染症やB型肝炎ウイルス（HBV）の再活性化に注意が必要です。エベロリムス（アフィニトール®）は、T細胞増殖を抑制する作用があり、臓器移植時の免疫抑制剤としても使用されています。

●BRAF阻害薬
（ビーラフ）

　セリン・スレオニンキナーゼであるRAFファミリーのBRAFを阻害し、細胞内へのシグナル伝達（RAS➡RAF➡MEK➡MAPK経路）が抑制されることで抗腫瘍効果を発揮します。ダブラフェニブ（タフィンラー®）は、MEK阻害薬であるトラメチニブ（メキニスト®）との併用でBRAF変異のある悪性黒色腫と非小細胞肺がんに使用されています。

●MEK阻害薬
（メック）

　RAFの下流に位置するセリン・スレオニンキナーゼのMEK（分裂促進因子活性化蛋白質）の活性を選択的、可逆的に阻害することで抗腫瘍効果を示します。トラメチニブ（メキニスト®）は、BRAF阻害薬のダブラフェニブ（タフィンラー®）との併用で、BRAF変異のある悪性黒色腫と非小細胞肺がんに使用されています。

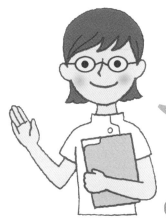

ホルモン受容体陽性、HER2陰性の手術不能または再発乳がんでは、パルボシクリブ（イブランス®）やアベマシクリブ（ベージニオ®）と内分泌療法との相乗効果が示されています。

ベテランナース

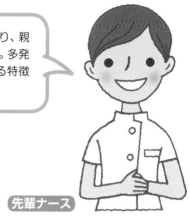

生殖細胞系列の変異は、受精卵の変異であり、親から子へ遺伝（ほとんどが優性遺伝）します。多発性、重複性に、がん（遺伝性腫瘍）を発症する特徴があります。

先輩ナース

PARP阻害薬

　PARP（ポリADPリボースポリメラーゼ）は、傷害を受けたDNAの傷を修復する酵素です。BRCA遺伝子には、DNAの2本鎖の傷害を修復する機能があります。BRCA遺伝子に変異があると、DNAを2本鎖の切断を十分に修復できない状態となります。PARP阻害薬により同時に2つの修復機能が障害されることで、DNAが傷を受けたときに細胞が致死的となります（下の図）。

　白金（プラチナ）製剤は、DNAの中に入りこみ架橋を形成して、DNAの2本鎖切断を増加させます。卵巣がん（高悪性度漿液性がん）の患者の約50％では、修復経路に異常（修復のしくみのうちの1つが働いていない）があり、2本鎖の切断を十分に修復できず、プラチナ感受性を示すと考えられています。

　オラパリブ（リムパーザ®）は、BRCA遺伝子変異陽性の卵巣がんにおける初回薬物療法後の維持療法、BRCA遺伝子変異陽性のHER2陰性乳がんのほか、プラチナ感受性再発卵巣がんでは、変異の有無にかかわらず維持療法に使用されています。

▼オラパリブの作用

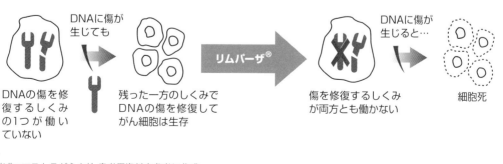

出典：アストラゼネカ社 患者用資料を参考に作成

分子標的薬の副作用

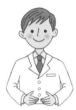

分子標的薬は、標的分子を発現している細胞にだけ作用するため、標的分子を発現していない正常細胞は影響を受けにくいとされています。しかし、正常細胞が、がん細胞と同じ標的分子を発現している場合には、分子標的薬の作用を受けるため、副作用が出現します。本来標的としていた分子以外に作用する副作用もあります。

 ## 特徴的な副作用

EGFRは皮膚組織に発現しているため皮膚障害、HER2は心筋に発現しているため心毒性、CD20抗原はB細胞に発現しているため免疫抑制が起こります。血管新生阻害薬では、血管内皮細胞に作用することから、血管や血液に関連した特徴的な副作用（高血圧や出血など）があります。**抗体薬**では、**インフュージョンリアクション**（抗体薬投与に伴って起こる投与時反応）に注意が必要です。**小分子薬**では、薬物代謝に関連する肝障害が出現することがあります。

▼分子標的薬の副作用

抗体薬	抗EGFR抗体薬	・皮膚障害　・間質性肺炎 ・下痢　・低Mg血症		・インフュージョンリアクション
	抗HER2抗体薬	・心毒性　・間質性肺炎		
	抗VEGF抗体薬 抗VEGF2抗体薬	・高血圧　・出血　・蛋白尿 ・血栓塞栓症　・創傷治療遅延 ・消化管穿孔　・嗄声		
	抗CD20抗体薬	・免疫抑制		
小分子薬	EGFRチロシンキナーゼ阻害薬	・皮膚障害　・下痢　・肝障害　・間質性肺炎		
	HER2チロシンキナーゼ阻害薬	・皮膚障害　・心毒性　・下痢　・肝障害		
	VEGFRチロシンキナーゼ阻害薬 （マルチキナーゼ阻害薬）	・高血圧　・手足症候群（HFS）　・出血　・下痢 ・甲状腺機能障害（亢進および低下）　・アミラーゼ、リパーゼ上昇 ・肝障害		
	BCR-ABL阻害薬	・皮膚障害　・悪心・嘔吐　・骨髄抑制　・体液貯留　・肝障害		
	mTOR阻害薬	・免疫抑制　・口内炎　・高血糖　・脂質異常　・間質性肺炎		

出典：『薬がみえるVer.3悪性腫瘍と薬』（医療情報科学研究所、メディックメディア、2016年）

血管新生阻害薬の副作用

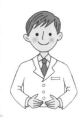

がん細胞は、酸素や栄養を受けて増殖するために、VEGF（血管内皮増殖因子）などの血管新生因子を放出して新たな血管（腫瘍血管）を形成します。血管新生阻害薬は、がん細胞への栄養供給や浸潤・転移の経路となる血管新生を抑制することで、がん細胞の浸潤・転移を特異的に抑制する作用があります。また、浸透圧が亢進した異常血管を正常化することで、がん組織間質圧を下げ、併用する抗がん剤の到達を促進する作用もあります。

血管新生阻害薬には、抗VEGF抗体薬、抗VEGFR-2抗体薬、VEGFRチロシンキナーゼ阻害薬（マルチキナーゼ阻害薬）があります。

 ## ベバシズマブ（アバスチン®）の副作用

血管新生阻害薬は、血管内皮細胞に作用することから、血管や血液に関連した特徴的な副作用があります。定期的に血圧測定を行い、高血圧が出現した場合には降圧剤でのコントロールが必要となります。

出血は、鼻出血がほとんどですが、原発巣などでの臓器出血に注意が必要です。

・好中球減少（24.7%）、白血球減少（24.5%）、感染症（10.0%）

・出血（19.4%）：鼻出血（15.3%）および消化管・肺・脳・膣・歯肉出血など、血小板減少（10.4%）

・高血圧（18.0%）、尿蛋白陽性（10.4%）

・神経毒性（15.9%）、疲労感（15.5%）、食欲減退（14.8%）

・悪心（14.2%）、口内炎（11.8%）、脱毛症（10.9%）

・その他の重大な副作用：
消化管穿孔、瘻孔（ろうこう）（消化管・気管支胸膜・泌尿器生殖・胆管）、創傷治癒遅延、術後出血、血栓塞栓症、ショック、アナフィラキシー　など

EGFR阻害薬の副作用

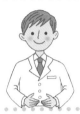 EGFR（上皮成長因子受容体）は、皮膚や爪といった上皮組織の増殖、分化に関与しています。EGFR阻害薬（抗EGFR抗体薬、EGFRチロシンキナーゼ阻害薬）は、がん細胞だけでなく、これらの正常組織にも作用するため、高頻度に皮膚や爪の障害が発生します。

✚ 皮膚障害の評価

EGFR阻害薬による皮膚障害には、ざ瘡様皮疹、皮膚乾燥による搔痒感や皮膚亀裂、爪囲炎などがあります。

▼皮膚障害の評価規準（CTCAE v5.0）

有害事象	Grade 1	Grade 2	Grade 3	Grade 4	Grade 5
ざ瘡様皮疹	体表面積の＜10％を占める紅色丘疹および/または膿疱で、搔痒や圧痛の有無は問わない	体表面積の10〜30％を占める紅色丘疹および/または膿疱で、搔痒や圧痛の有無は問わない；社会心理学的な影響を伴う；身の回り以外の日常生活動作の制限；体表面積の＞30％を占める紅色丘疹および/または膿疱で、軽度の症状の有無は問わない	体表面積の＞30％を占める紅色丘疹および/または膿疱で、中等度または高度の症状を伴う；身の回りの日常生活動作の制限；経口抗菌薬を要する局所の重複感染	生命を脅かす；紅色丘疹および/または膿疱が体表のどの程度の面積を占めるかによらず、搔痒や圧痛の有無も問わないが、抗菌薬の静脈内投与を要する広範囲の局所の二次感染を伴う	死亡
皮膚乾燥	体表面積の＜10％を占め、紅斑や搔痒は伴わない	体表面積の10〜30％を占め、紅斑または搔痒を伴う；身の回り以外の日常生活動作の制限	体表面積の＞30％を占め、搔痒を伴う；身の回りの日常生活動作の制限	—	—

出典：有害事象共通用語規準 v5.0日本語訳JCOG版 JCOGホームページhttp://www.jcog.jp/ より

爪囲炎の評価

　爪囲炎は、爪周囲の軟部組織の感染で、分子標的薬（EGFR阻害薬）によって生じることの多い皮膚障害の一つです。分子標的薬による爪囲炎は、足だけでなく、手指にも好発する特徴があります。疼痛を伴うことが多く、患者のQOLが低下しやすくなります。

▼爪囲炎の評価規準（CTCAE v5.0）

有害事象	Grade 1	Grade 2	Grade 3	Grade 4	Grade 5
爪囲炎	爪襞の浮腫や紅斑；角質の剥脱	局所的治療を要する；内服治療を要する（例：抗菌薬/抗真菌薬/抗ウイルス薬）；疼痛を伴う爪襞の浮腫や紅斑；滲出液や爪の分離を伴う；身の回り以外の日常生活動作の制限	外科的処置を要する；抗菌薬の静脈内投与を要する；身の回りの日常生活動作の制限	—	—

出典：有害事象共通用語規準v5.0日本語訳JCOG版 JCOGホームページhttp://www.jcog.jp/ より

爪囲炎をきたしやすい薬剤としては、アファチニブ（74.2%）、セツキシマブ（57.6%）、パニツムマブ（25%）、ゲフィチニブ、エルロチニブ、ラパチニブなどがあります。

ベテランナース

皮膚障害の症状

EGFRは基底細胞に分布しており、皮膚、毛包、爪の増殖や分化に関与しています。基底細胞の異常により、皮膚乾燥、角質化、防御機能低下、薄弱化、炎症が引き起こされます。

皮疹は、顔・頸部・頭皮・胸部・上肢（上腕の外側）・背部に多くみられます。大腸がんでは、約75%にEGFR変異がみられており、**RAS**野生型で抗EGFR抗体（セツキシマブ、パニツムマブ）が使用されています。

▼皮膚障害の症状の経過

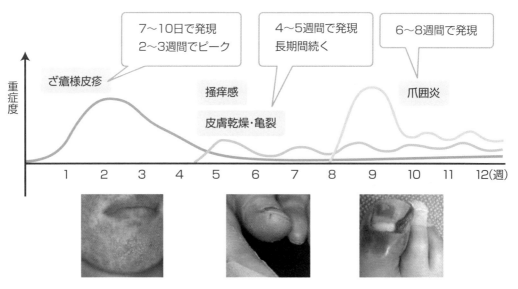

7〜10日で発現
2〜3週間でピーク

4〜5週間で発現
長期間続く

6〜8週間で発現

ざ瘡様皮疹

掻痒感

皮膚乾燥・亀裂

爪囲炎

重症度

1　2　3　4　5　6　7　8　9　10　11　12(週)

出典：抗EGFR抗体製剤による皮膚障害アトラス、武田薬品工業株式会社

▼皮膚障害の症状の出現頻度

皮膚障害	セツキシマブ	パニツムマブ
ざ瘡様皮疹	54.4%	52%
皮膚乾燥	21.0%	20%
爪囲炎	16.9%	24%
掻痒感	10.0%	—

出典：各薬剤添付文書をもとに作成

皮膚障害の治療

皮膚障害の治療について、次に手順を示します。

▼治療のアルゴリズム

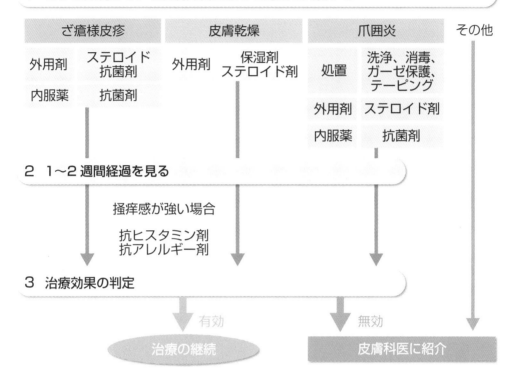

1 まずは発現している皮膚障害に応じて対処を実施する

ざ瘡様皮疹		皮膚乾燥		爪囲炎		その他
外用剤	ステロイド 抗菌剤	外用剤	保湿剤 ステロイド剤	処置	洗浄、消毒、 ガーゼ保護、 テーピング	
内服薬	抗菌剤			外用剤	ステロイド剤	
				内服薬	抗菌剤	

2 1〜2週間経過を見る

掻痒感が強い場合

抗ヒスタミン剤
抗アレルギー剤

3 治療効果の判定

有効 → 治療の継続

無効 → 皮膚科医に紹介

出典：ベクティビックス副作用アーカイブ「皮膚障害」（武田薬品工業株式会社）

看護ケア（スキンケア）

スキンケアのポイントは、保清・保湿・保護です。皮膚症状が出現することでQOLが低下しやすいため、予防的ケアにより重症化を防ぐことが重要です。

EGFR阻害薬では、皮膚障害が強いほど、抗腫瘍効果があるとされているため、症状をコントロールしながら治療が継続できるよう支援していくことが重要です。

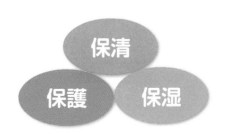

保清

保護　保湿

● セルフケアのポイント

□ 皮膚を清潔に保つ。泡立ててやさしく洗い、ぬるま湯でしっかりすすぐ。
　洗髪剤は、泡立てて髪にのせ、頭皮をこすらないように洗う。
□ 皮膚の乾燥が助長されるため、高い温度（40℃以上）でのシャワーや入浴は避ける。
□ こまめに保湿剤を使用する（保湿剤の種類は110ページを参照）。
　保湿剤はアルコールの入っているものを避け、低刺激性のものを選択する。
□ 保湿剤ののちに副腎皮質ステロイド外用薬を1日2回使用する。
□ ひげそりは電気シェーバーを使用し、押し当てるように使用する。
□ 衣類は締め付けのない、ゆったりしたものを使用する。
□ 化粧は皮膚の状態を見ながら行う。
　ファンデーションはパウダータイプを軽く押さえるように塗る。
　拭き取りタイプのクレンジングは肌に負担をかけることがあるので、水性ジェルや乳液タイプのものを使用する。

▼指導パンフレット（例）

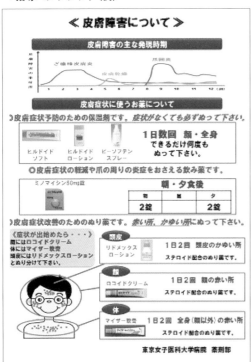

出典：筆者が勤務する病院の薬剤部の許可を得て転載

▼ステロイド外用薬の使用例

Grade 1・2 ➡ 3以上でステロイド外用薬の強度を上げる
頭皮：strong（リドメックス®）
　　　➡ very strong（トプシム®）
顔面：medium（ロコイド®）
体幹：very strong（マイザー®）
　　　➡ strongest（デルモベート®）

▼ステロイド外用薬の使用量の目安

人差し指の第1関節（1FTU＊＝0.5g）
➡ 両手掌分の適量

▼軟膏の適切な量

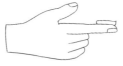

人差し指の第1関節まで軟膏を出す

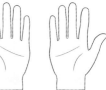

手のひら2枚ぶんの面積に塗る

＊FTU　Finger Tip Unitの略。軟膏：約0.5gぶん。

爪囲炎の治療

　発赤や腫脹に対してはstrongまたはvery strong、肉芽形成に対してはstrongestクラスの副腎皮質**ステロイド外用薬**を用いています。感染が合併している場合には、抗菌薬の外用薬や内服薬を使用します。腫脹や肉芽による疼痛が出現したときには、テーピングを行います。絆創膏の使用は、爪と肉芽を圧迫して患部が蒸れるため避けます。液体窒素による冷凍凝固（肉芽を焼くこと）や外科的切除（部分爪甲除去）が必要となる場合もあります。

▼副腎皮質ステロイド外用薬の薬効の強さ

strongest ：デルモベート®、ジフラール® など
very strong：アンテベート®、マイザー®、トプシム® など
strong ：リンデロンV® など

ステロイド外用薬

　ステロイド外用薬は、一般にstrongest（Ⅰ群）、very strong（Ⅱ群）、strong（Ⅲ群）、medium（Ⅳ群）、weak（Ⅴ群）の5段階に分類されています。部位による吸収率は、前腕伸側を1とした場合に、頬は13.0、頭部は3.5、頸部は6.0であり、部位によって使用するランクが考慮されます。

　外用薬（保湿剤も同様）の量の目安として、第2指（人差し指）の先端から第1関節部まで口径5mmのチューブから押し出された量（約0.5g＝1FTU：Finger Tip Unit）が成人の手掌で2枚ぶんに対する適量であるといわれています。

　部位別の適量は、顔＋頸部2.5FTU（1.25g）、上肢片側（腕＋手）3＋1 FTU（2g）、下肢片側（大腿＋足）6＋2 FTU（4g）、体幹（前面）7 FTU（3.5g）、体幹（背面）7 FTU（3.5g）となります。

出典：日本皮膚科学会ホームページ　アトピー性皮膚炎診療ガイドライン2018
https://www.dermatol.or.jp/uploads/uploads/files/guideline/atopic_gl1221.pdf

看護ケア（爪のケア）

　爪囲炎が重症化すると、薬剤の休薬が必要となる場合もあるため、適切なケアを行うことで重症化を防ぐことが重要です。

● セルフケアのポイント

- □ 水仕事の際にはゴム手袋などで保護する。
- □ 爪にも保湿剤を使用する。爪囲炎では保湿剤ののちに副腎皮質ステロイド外用薬を部分的に使用する。
- □ 爪囲炎には伸縮性の少ないテープを使ってテーピングを行う。
- □ 手の爪はラウンドカット、足の爪はスクエアカットにする。
　爪がもろくなっている場合には、爪やすりを使用する。
- □ 締め付けのない、サイズの合った靴をはく。

▼テーピングの方法

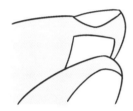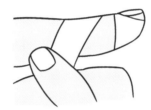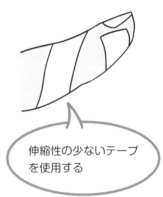

伸縮性の少ないテープを使用する

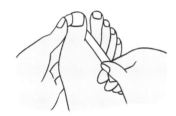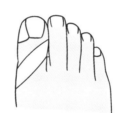

出典：ベクティビックス副作用アーカイブ「皮膚障害」（武田薬品工業株式会社）

▼爪の切り方

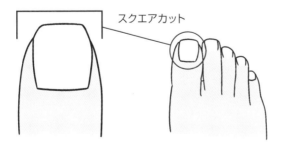

スクエアカット

ラウンドカット

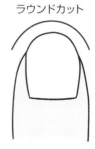

出典：アービタックス「皮膚症状ケアブック」（メルク株式会社）

索引

参考文献

● 国立がん研究センター　がん情報サービス　https://ganjoho.jp/public/index.html

● 『全部見える消化器疾患』　山本雅一（監）、2013年　成美堂出版社刊

● 『早引き消化器看護ケア辞典』　道又元裕（監）、2017年　ナツメ社刊

● 『病気がみえるvol.1消化器』　医療情報科学研究所（編）、2016年　メディックメディア刊

● 『ケアに活かす消化器系検査・処置マニュアル』　猪又克子・前澤美奈子（監）、2013年　学研メディカル秀潤社刊

● 『見てわかる 静脈栄養・PEGから経口摂取へ』　吉田貞夫（編）、2011年　学研メディカル秀潤社刊

● 『新装版 ひとりで学べる基礎看護技術Ｑ＆Ａ』　犬塚久美子（編著）、2014年　看護の科学社刊

● 『病態生理基礎のキソ 絵で見てわかる病気のしくみ［第２版］』　竹田津文俊（著）、2013年　学研メディカル秀潤社刊

【著者】

中別府 多美得（なかべっぷ たみえ）

東京女子医科大学看護短期大学卒業、東京女子医科大学病院消化器外科病棟、消化器外来、外来化学療法室、化学療法・緩和ケア科病棟、婦人科病棟勤務を経て、現在、看護師長。2011年にがん化学療法看護認定看護師資格取得。院内外におけるがん薬物療法看護師の育成・指導を行っている。

【編集協力】

株式会社 エディトリアルハウス

【本文イラスト】

田中　ヒデノリ

【本文キャラクター】

大羽　りゑ

看護の現場ですぐに役立つ
がん薬物療法ケア

発行日	2020年 5月 1日	第1版第1刷

著　者　中別府 多美得

発行者　斉藤　和邦
発行所　株式会社　秀和システム
　　　　〒135-0016
　　　　東京都江東区東陽2-4-2　新宮ビル2F
　　　　Tel 03-6264-3105（販売）Fax 03-6264-3094
印刷所　三松堂印刷株式会社　　　　　　Printed in Japan

ISBN978-4-7980-5689-0 C3047